# DU DÉVELOPPEMENT

# DES MEMBRES

PAR

Le Dr Paul POIRIER
Professeur agrégé de la Faculté de médecine,
Prosecteur à la Faculté,
Membre de la Société anatomique.

Avec 18 figures intercalées dans le texte.

PARIS
ASSELIN ET HOUZEAU, ÉDITEURS
LIBRAIRES DE LA FACULTÉ DE MÉDECINE
Place de l'École-de-Médecine.

1886

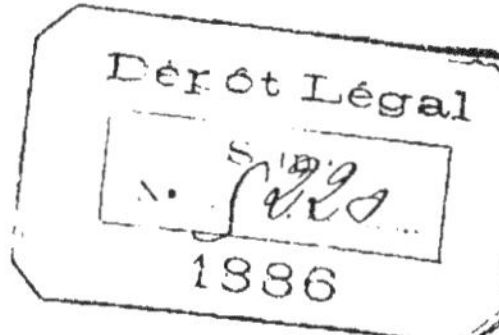


# DU DÉVELOPPEMENT

# DES MEMBRES

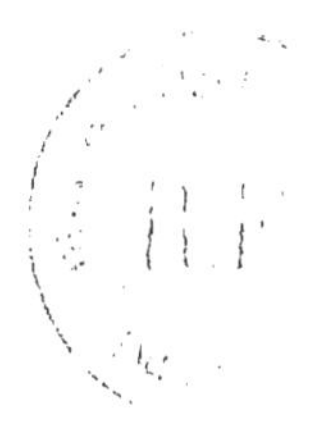

PAR

LE Dr PAUL POIRIER
Professeur agrégé de la Faculté de médecine,
Prosecteur à la Faculté,
Membre de la Société anatomique.

Avec 18 figures intercalées dans le texte.

PARIS
ASSELIN ET HOUZEAU, ÉDITEURS
LIBRAIRES DE LA FACULTÉ DE MÉDECINE
Place de l'École-de-Médecine.

1886

# INTRODUCTION

L'*Anatomie comparée* des Vertébrés pouvant, d'après Serres, être considérée comme l'*Embryogénie* détaillée et permanente de l'Homme, tandis que l'Embryogénie de celui-ci constituerait une sorte de résumé transitoire de l'Anatomie comparée, le plan de notre travail se trouvait, pour ainsi dire, tout indiqué.

Après un rapide aperçu de la disposition des *Membres impairs* que l'on trouve chez les Poissons, nous nous hâtons d'aborder l'étude des *Membres pairs*, qui se rencontrent dans les cinq classes des Vertébrés. Avec Gegenbaur, Balfour et presque tous les embryologistes modernes, nous partons des nageoires paires des Poissons de l'ordre des Sélaciens, qui forment les membres typiques, d'où sont dérivés ceux des Batraciens et des Vertébrés supérieurs ou Amniotes.

Chez ces Poissons, la *Ceinture thoracique* est représentée uniquement par des pièces *Coraco-scapulaires*, pièces qui, ici, demeurent cartilagineuses, mais que nous verrons s'ossifier en totalité, ou en partie, chez les Poissons osseux ou Téléostéens, les Batraciens et les Vertébrés supérieurs. Mais, à partir des Poissons de l'ordre des Sturioniens ou Ganoïdes, nous voyons apparaître une ceinture secondaire, la *Ceinture claviculaire*, formée par des os d'origine dermique.

Aux ceintures thoracique et abdominale s'insère une palette natatoire, qui, chez les Sélaciens, est unisériée, c'est-à-dire munie de rayons sur un seul de ses côtés. Nous montrons comment de cette extrémité *polydactyle Ichthyoptérygium, Archiptérygium* on peut passer à l'extrémité *oligodactyle Chiroptérygium* des Batraciens et des Vertébrés supérieurs. C'est ainsi que nous voyons une pièce basilaire de la palette natatoire *Métaptérygium* devenir l'*Humérus* ou le *Fémur*. D'autre part, un des rayons supportés par cette base devient le *Cubitus* ou le *Péroné*. Enfin, les rayons secondaires supportés par le rayon primaire (cubitus, péroné) vont former les *Doigts*. Quant au *Radius* et au *Tibia*, nous verrons qu'ils semblent constituer des rayons surajoutés, acquis sans doute par adaptation aux nouvelles conditions d'existence.

Après avoir passé en revue l'apparition et le développement des membres dans la série des Vertébrés, nous arrivons au développement des membres chez l'Homme. Nous assistons ainsi aux principales phases de l'apparition des divers segments des appendices, à la formation du *squelette cartilagineux*, puis à son *passage à l'état osseux*. Quatre tableaux synoptiques nous permettent de résumer les *points d'ossification* de chaque pièce osseuse, les époques où apparaissent les *points primitifs*, celles où se montrent les points *complémentaires*, celles enfin où ont lieu les soudures des points complémentaires, soit entre eux, soit avec les points primitifs, ainsi que les soudures des points primitifs entre eux.

Au moment de leur apparition les *Membres Thoracique*

et *abdominal* sont orientés de la même façon. Puis, nous nous occupons de leur changement d'orientation, et, à ce sujet, nous traitons la très intéressante question de leur *Homotypie*.

Un dernier chapitre est enfin consacré au développement des articulations, des sésamoïdes, des muscles, des vaisseaux, des nerfs, des ongles et à l'inégalité de développement des membres droits et gauches.

L'histoire complète de la Tératologie des membres ne pouvait, pour bien des raisons, entrer dans le plan de ce travail. Cependant, il nous a paru intéressant de montrer dans un parallèle rapide les monstruosités correspondant aux phases principales du développement des membres Nous avons aussi cherché à dégager les causes des vices de conformation congénitaux. Enfin, comme certaines anomalies ne peuvent s'expliquer que par la réapparition chez un individu de caractères perdus au cours de l'évolution phylogénique, il nous a semblé qu'en réunissant les principales d'entre elles, nous donnions une confirmation indispensable et éclatante des théories adoptées sur le développement des membres.

Le temps dont nous disposions était très limité. La tâche qui nous incombait, longue et hérissée de difficultés, n'aurait pu être menée à bonne fin sans les précieux conseils de MM. les professeurs Balbiani (du Collège de France) et Leboucq (de Gand). Nous sommes heureux de leur témoigner ici nos sentiments de respectueuse reconnaissance.

C'est aussi pour nous un véritable plaisir que de remercier M. Henneguy, Mlle Leclercq et M. Retterer, qui ne nous ont point ménagé leur obligeant concours.

Nous ne devons pas non plus oublier notre excellent ami Alexis Julien, dont les connaissances en Morphologie nous ont été de la plus grande utilité.

Paul Poirier.

DU

# DÉVELOPPEMENT DES MEMBRES

## CHAPITRE PREMIER

### APPARITION ET DÉVELOPPEMENT DES MEMBRES DANS LA SÉRIE DES VERTÉBRÉS.

**Sommaire.** — Définition. — Membres impairs des Vertébrés. — Membres pairs des Vertébrés. — Ceinture thoracique. — Ceinture scapulaire. — Ceinture claviculaire. — Origine de la clavicule des Vertébrés supérieurs aux Poissons (Batraciens et Amniotes). — Ceinture abdominale ou pelvienne. — Palette natatoire des Poissons. — Chiroptérygium des Vertébrés supérieurs aux Poissons. — De l'os central du carpe. — Du Pisiforme. — Axe du membre thoracique. — Axe du membre abdominal. — Le Chiroptérygium est heptadactyle. — Archiptérygium bisérié (Huxley). — Origine branchiale des membres. — Membre pénien (Albrecht). — Le membre abdominal des Vertébrés supérieurs aux Poissons dérive de la partie métaptérygiale ou copulatrice du membre abdominal des Sélaciens (Poirier).

### Définition.

On donne le nom de Membres à des organes appendiculaires jouant le rôle de leviers et concourant à la locomotion. Ici (Annélides) ce sont des prolongements fournis par l'enveloppe dermo-musculaire; là ce sont des formations articulées dépendant du tégument (Articulés) ou bien appartenant à une charpente intérieure (Vertébrés).

D'après leur disposition sur le corps, les membres des Vertébrés se distinguent en *Membres impairs* et en *Membres pairs*.

## Membres impairs des Vertébrés.

La première ébauche de ces membres est représentée par un simple prolongement médian de la peau s'étendant de la tête à l'anus.

La Myxine, Poisson de l'ordre des Cyclostomes, nous offre une nageoire continue, réduite à de faibles dimensions, et formée par une gaîne membraneuse qui s'étend du tégument au sommet de la crête épinière, c'est-à-dire à la crête neurépineuse et hémépineuse. Mais le squelette ne tarde pas à intervenir pour fournir des supports, des pièces de soutien mues par des muscles, pièces appelées interépineuses, sus-épineuses, sous épineuses, ou encore *interneurépines*, *interhémépines* et *dermépines*.

Qu'elle ait ou non un squelette osseux, la nageoire se partage assez généralement en trois subdivisions ou nageoires secondaires, que leur position permet de distinguer en *dorsale*, *caudale* et *anale*, qui se subdivisent elles-mêmes en segments tertiaires; exemple : le Thon. Mais là où ces nageoires paraissent séparées, le repli de la peau n'en est pas moins primitivement continu, et les différentes nageoires secondaires qui en dérivent n'en sont que des parties plus développées et mieux différenciées.

Tous les embryons de Batraciens ont une nageoire impaire dépourvue de pièces de soutien. Ces pièces font également défaut chez ceux des Batraciens qui, dans leur état parfait, gardent des nageoires impaires : tels sont la plupart des Urodèles, entre autres le Triton, qui possède une sorte de crête segmentée (*T. cristatus*).

Certains Mammifères ont conservé un souvenir de la nageoire impaire des Poissons. Nous citerons comme exemple la nageoire dorsale molle et segmentée du Dauphin.

## Membres pairs des Vertébrés.

Les membres pairs des Vertébrés sont des appendices mobiles, symétriquement disposés sur les côtés du corps et unis à l'appareil de sustentation situé à l'intérieur de celui-ci. Ces membres, qui peuvent faire entièrement défaut (Myxine) ne sont jamais au nombre de plus de quatre : deux de chaque côté. D'après leur situation, on les divise en *Thoraciques* et *Abdominaux*.

Ils naissent de deux bourrelets, les *Bourrelets de Wolff*, étendus latéralement de chaque côté du corps, et sont placés, l'antérieur ou thoracique en arrière du dernier arc viscéral, le postérieur ou abdominal dans le voisinage de l'anus. Au début, les membres se présentent sous la forme de deux paires de petites saillies placées sur les bourrelets, qui sont eux-mêmes constitués par l'épiblaste et le mésoblaste. A mesure que les membres se développent, les bourrelets, ou plutôt les parties des bourrelets intermédiaires aux membres thoraciques et abdominaux, disparaissent graduellement.

Balfour, Thacker, Mivart et la plupart des embryogénistes admettent que les organes appendiculaires auraient été primitivement disposés d'une manière symétrique, et auraient constitué trois replis cutanés :

1° Une nageoire impaire et médiane (dorso-ventrale);

2° et 3° Deux nageoires latérales. Ces dernières ne seraient pas autre chose que les bourrelets de Wolff.

De même que les nageoires impaires se divisent en dorsale, caudale et anale, de même chaque nageoire paire se serait divisée en thoracique et abdominale. Les pièces squelettiques des membres pairs pourraient donc être considérées comme des pièces provenant de ces nageoires primitivement continues le long des bourrelets de Wolff. Un argument, qui a certainement son importance, c'est que le développement des rayons des nageoires paires se fait de la même façon que celui des rayons des nageoires impaires.

Des Vertébrés ayant les membres pairs fort nettement différenciés conservent parfois des souvenirs des bourrelets de Wolff. Tels sont le Lamna, de l'ordre des Sélaciens; le Gecko *(Platydactylus muralis)*, de l'ordre des Sauriens; les Oiseaux (*repli cutané de l'aile*); les Chauves-souris (*patagium*).

Dans le squelette de ces membres, il est essentiel de distinguer deux parties : l'une, cachée dans le corps, a reçu, à cause de sa forme et de sa position, le nom de *ceinture basilaire* (thoracique, abdominale); l'autre, libre, constitue le membre proprement dit.

## Ceinture thoracique.

La ceinture thoracique des Vertébrés se compose généralement de deux séries de pièces d'origine différente. Dans ces cas, on peut la subdiviser en deux ceintures, l'une primordiale, la *Ceinture scapulaire*; l'autre secondaire, la *Ceinture claviculaire*.

## Ceinture scapulaire.

A son apparition, dit Balfour, la ceinture scapulaire du Chien de mer (*Scyllium stellare*) est représentée par deux bandes latérales à direction verticale et placées en dehors des lames ou plaques musculaires (myotomes). Avant de devenir cartilagineuses les bandes se soudent du côté ventral, de façon à constituer un arc indivis. Un bourrelet transversal, correspondant à l'articulation de la palette natatoire, ou membre proprement dit, divise cet arc en deux segments, l'un dorsal *(Scapulum)*, l'autre ventral *(Coraco-procoracoïde)*. La présence de nerfs et de vaisseaux empêche le cartilage d'apparaître en certains points de ce dernier segment ; de là l'origine d'une perforation divisant ce segment en deux régions secondaires, l'une antérieure *(Procoracoïde)*, l'autre postérieure *(Coracoïde proprement dit)*. La ceinture scapulaire des Sélaciens demeure cartilagineuse, celle des Téléostéens ou Poissons osseux s'ossifie à peu près entièrement.

Dans la Grenouille, de l'ordre des Batraciens anoures, le segment dorsal ou scapulaire se divise en deux pièces, le *Sus-scapulum* et le scapulum proprement dit ; quant au segment ventral, ou coraco-procoracoïdien il est représenté non seulement par le procoracoïde et le coracoïde, mais aussi par une pièce allant rejoindre sa congénère opposée, l'*Épicoracoïde*.

Dans la classe des Mammifères, les Monotrèmes semblent n'avoir pas de procoracoïde ; mais ils ont un coracoïde et un épicoracoïde très développés. Chez l'Homme, si ce dernier fait défaut, le procoracoïde est représenté par l'apophyse coracoïde et le coracoïde par le point osseux complémentaire placé au sommet de la cavité glénoïde (Sabatier). Le point osseux complémentaire qui se développe sur le bord basilaire du scapulum de l'Homme répond au sus-scapulum de la Grenouille.

## Ceinture claviculaire.

Dans l'Esturgeon (*Acipenser sturio*), Poisson de l'ordre des Sturioniens ou Ganoïdes, la ceinture scapulaire, restée à l'état cartilagineux, est complétée par une ceinture secondaire, que forment trois pièces osseuses d'origine dermique. Ce sont, en allant de la région dorsale vers la région ventrale : 1° la *Sus-clavicule* (Supra-claviculaire); 2° la *Clavicule* (Claviculaire); 3° la *Sous-clavicule* (Infra-clavi-

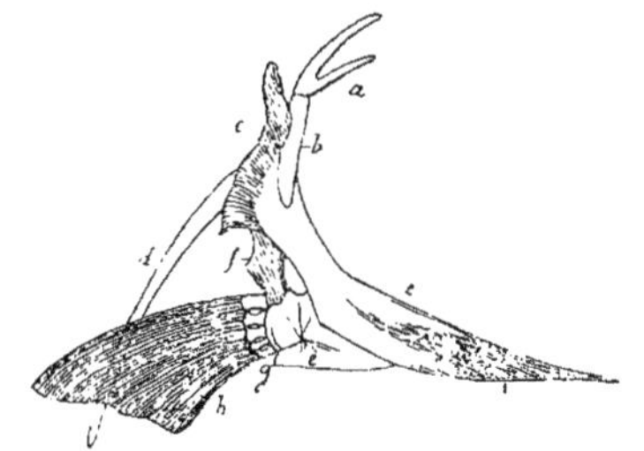


FIGURE 1 (d'après GEGENBAUR).

Moitié droite de la CEINTURE THORACIQUE de la *Morue* (Gadus Morrhua), avec la NAGEOIRE THORACIQUE correspondante.

*a*, *b*, *c*, *d*. (Ceinture claviculaire), formée par des pièces d'origine membraneuse ou dermique.
*b*, *c*. Ceinture coraco-scapulaire, formée par des pièces d'origine cartilagineuse.
*g*, *h*. Nageoire thoracique.

*a*. *Post-temporal*, os reliant la ceinture claviculaire au crâne.
*b*. *Sus-clavicule* (supra-claviculaire). Cette pièce est probablement représentée, chez l'Homme, par le point complémentaire de l'acromion, qui forme parfois un osselet distinct
*c*. *Clavicule*.
*d*. *Post-clavicule* (post-claviculaire).

*c*. *Coraco-procoracoïde* (représentant le coracoïde et le procoracoïde), c'est-à-dire le segment ventral de la ceinture coraco-scapulaire.
*b*. *Scapulum*, ou segment dorsal de la même ceinture.

*g*. Pièces basilaires multiples, articulées avec le scapulum et le coraco-procoracoïde, et servant de support aux rayons de la nageoire.

culaire). Cette dernière pièce va rejoindre sa congénère opposée sur la ligne médiane.

La ceinture claviculaire de la Morue (*Gadus Morrhua*), qui appartient à l'ordre des Malacoptérygiens, est dépourvue de sous-clavicule; mais, par contre, elle est reliée au crâne par une nouvelle pièce, d'origine également dermique, le *Post-temporal*. En outre, en arrière de la clavicule et de la palette natatoire, se trouve une autre pièce dermique accessoire, la *Post-clavicule* (Post-claviculaire).

Que la Grenouille ait une clavicule, comme GEGENBAUR l'affirme, qu'elle en soit dépourvue, ainsi que le prétend BALFOUR, il n'en est pas moins incontestable qu'elle possède sur la ligne médiane, en avant de la ceinture scapulaire, et du côté ventral, une pièce à qui tous les anatomistes

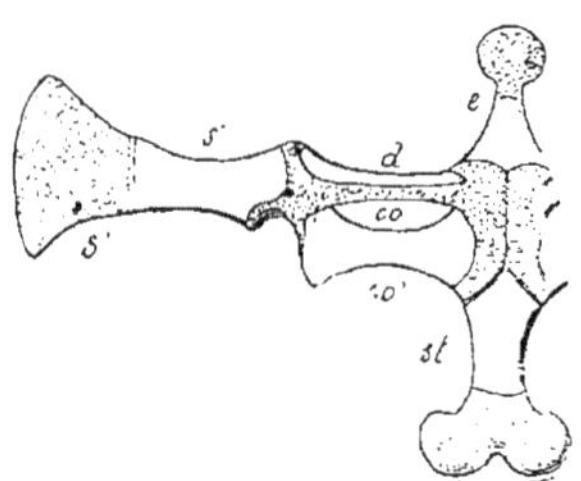


FIG. 2 (d'après GEGENBAUR).

CEINTURE THORACIQUE de la *Grenouille*.

*d. e.* CEINTURE CLAVICULAIRE.
*d. Clavicule.*
*e. Interclavicule* (épisternum ou présternum). Cette pièce est formée par la soudure de deux pièces latérales, les *sous-clavicules* des Stégocéphales. Chez l'*Homme*, elle est encore représentée par le ménisque de l'articulation sterno claviculaire.

*s, s', co, co'.* CEINTURE SCAPULAIRE.
*s. Scapulum* (répondant au corps et à l'épine scapulaire du scapulum de l'Homme).
*s'. Sus-scapulum* (supra-scapulaire). Cette pièce, chez l'Homme, est représentée par le cartilage marginal ou basilaire, cartilage situé sur le bord vertébral du scapulum, et s'ossifiant par un point complémentaire particulier.
*co. Coracoïde.* D'après SABATIER (de Montpellier), le coracoide de l'Homme est réduit au point osseux qui occupe le sommet de la cavité glénoide.
*co'. Procoracoïde.* D'après SABATIER, le procoracoide de l'Homme est formé par l'apophyse coracoïde.

*st.* Sternum.

donnent le nom d'*Interclavicule*. Pour Götte, cette pièce impaire résulte de la soudure de deux pièces latérales, les deux sous clavicules sans doute.

L'interclavicule des Monotrèmes a la forme d'un T permanent placé en avant du sternum. L'interclavicule de la jeune Sarigue (Didelphis) de l'ordre des Marsupiaux, a aussi la forme d'un T; mais, tandis que ses deux branches latérales demeurent à l'état cartilagineux, sa pièce médiane se fusionne avec la partie adjacente du sternum, avec laquelle elle constitue le *présternum* (Götte). Chez l'Homme, l'interclavicule est représentée par le ménisque de l'articulation sterno-claviculaire (Gegenbaur), et la sus-clavicule par le point osseux complémentaire de l'acromion.

### Origine de la clavicule des Vertébrés supérieurs aux Poissons (Batraciens et Amniotes).

Gegenbaur, Balfour, et tous les autres anatomistes (Götte excepté) sont d'accord pour reconnaître que la clavicule des Poissons se transmet phylogénétiquement aux Vertébrés supérieurs à cette classe. Mais, comment se fait-il que, chez l'Homme, cet os, d'origine dermique, présente, ainsi que l'a prouvé Gegenbaur, un axe central cartilagineux.

Les pièces du squelette, dit Balfour, peuvent se diviser en deux groupes :

A. — Les unes, plongées au milieu des muscles, et se constituant à l'état de cartilage dès l'origine, conservent assez souvent une consistance cartilagineuse pendant la vie tout entière (cartilages costaux de l'Homme). Mais, dans la majorité des cas, ces pièces s'ossifiant peu à peu, forment ce qu'on désigne sous le nom *d'os d'origine cartilagineuse*. L'ensemble de ces pièces, ossifiées ou non, constitue le squelette interne ou *Endosquelette*.

B. — D'autres pièces, au contraire, dérivant directement du derme, et désignées sous le nom *d'os d'origine membraneuse*, forment le squelette externe ou *Exosquelette*. Chez les types supérieurs, ces pièces apparaissent dans le tissu conjonctif sous-jacent à la peau. Puis, devenant peu à peu plus profondément situées, elles finissent par s'unir très intimement aux pièces de l'endosquelette. Alors, les deux sortes d'éléments peuvent être distingués par ce fait seulement que les uns résultent d'une ossification de cartilage, les autres d'une ossification de membrane.

Or, quand un os d'origine membraneuse se met en rapport avec un os d'origine cartilagineuse, ces deux pièces, d'origine si différente, peuvent s'unir assez intimement pour devenir absolument inséparables. Alors, il peut se faire que l'os composé perde complètement soit son état membraneux, soit son état cartilagineux; de sorte que parfois il se présente des cas où le développement d'un os cesse d'être un témoignage absolument certain de son origine.

Pour la clavicule, en particulier, soit que cet os ait englobé, dans son développement, une partie du procoracoïde, soit qu'il ait en quelque sorte été influencé par le voisinage de cette pièce de la ceinture primordiale, il nous est facile de concevoir la présence d'un axe cartilagineux à son intérieur. Mais ici, le souvenir de l'origine dermique de l'os n'a pas entièrement disparu; car il se développe d'une façon mixte, c'est-à-dire à la fois comme un os d'origine membraneuse et comme un os d'origine cartilagineuse.

### Ceinture abdominale ou pelvienne.

La ceinture abdominale ou pelvienne est la reproduction de la ceinture thoracique primitive, c'est-à-dire de la ceinture scapulaire. Mais ici, rien de pareil à la ceinture claviculaire. Le derme ne prend aucune part à la formation de l'appareil de sustentation du membre abdominal.

La ceinture abdominale du Chien de mer, Sélacien dont nous avons déjà parlé, et qui a été étudié avec tant de soin par Balfour, est constituée par deux bandes latérales verticales, qui se soudent entre elles du côté ventral, avant de passer à l'état cartilagineux. L'insertion des palettes natatoires divise chaque moitié latérale de l'arc indivis ainsi formé en deux segments secondaires; l'un dorsal, peu développé chez l'embryon, et relativement encore plus faible chez l'adulte, est, à juste titre, considéré comme un *Ilium* ; l'autre ventral, mieux développé, représente un *Pubis*, ou plutôt une plaque *Ischio-pubienne* non encore différenciée en ischion et pubis.

A partir des Batraciens, l'ilium est relié à la colonne vertébrale par des côtes rudimentaires. Dans le bassin du Triton le segment dorsal (ilium) s'ossifie. Quant au segment ventral (ischio-pubis), il est divisé, par la présence d'un *Nerf obturateur*, en deux moitiés : l'une antérieure (pubis) reste cartilagineuse; l'autre postérieure (ischion) s'ossifie. En outre, sur la ligne médiane, en avant du pubis, est un cartilage indépendant, le *Prépubis*.

Chez l'Homme, comme chez tous les Mammifères dont les membres abdominaux n'ont pas subi une régression (Cétacés, par exemple), la ceinture abdominale est formée par les trois pièces essentielles nommées ci-dessus : ilium, pubis, ischion. Huxley compare les deux os qui, chez les Mammifères implacentaires (Monotrèmes et Marsupiaux), servent de support à la paroi postérieure ou profonde de la poche marsupiale, et qui ont reçu le nom d'*Os Marsupiaux*, à la pièce prépubienne que nous avons trouvée audevant du pubis du Triton.

## Palette natatoire des Poissons.

En arrière de la ceinture thoracique, c'est-à-dire en arrière de l'arc coraco-scapulaire du Chien de mer, apparaît une tige parallèle à l'axe du corps. Comme cette tige doit servir de support basilaire aux rayons de la palette natatoire, on la désigne habituellement sous le nom de *Basiptérygium*. Ce basiptérygium ne tarde pas à se subdiviser en deux parties secondaires : l'une postérieure ou dorsale, l'autre antérieure ou ventrale. La première, à cause de sa position, s'appelle le *Métaptérygium*. Tandis que le métaptérygium est très fort et simple, la subdivision ventrale, plus faible, se bifurque en deux branches, dont la plus rapprochée du métaptérygium se nomme le *Mésoptérygium*, et la plus éloignée le *Proptérygium*.

Le proptérygium et le mésoptérygium portent quatre rayons, deux chacun. Tous les autres rayons, beaucoup

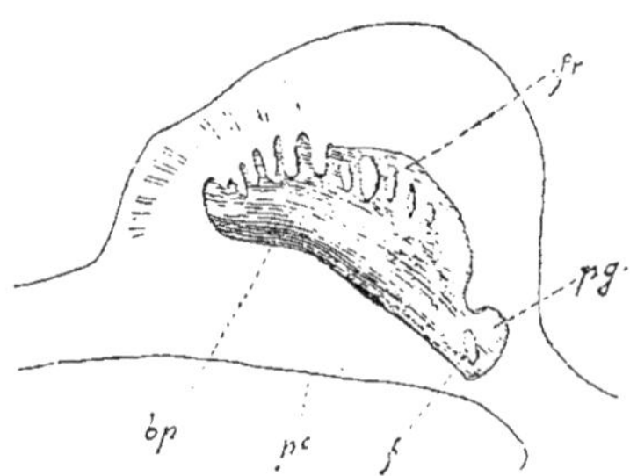


FIG. 3 (d'après BALFOUR).

Coupe longitudinale et horizontale de la nageoire thoracique d'un jeune embryon de *Chien de mer* (scyllium stellare).

Le squelette de la nageoire était encore à l'état de cartilage embryonnaire.

*pc*. Paroi de la *cavité péritonéale*.
*pg*. Coupe transversale de la *ceinture thoracique*.
*f*. *Perforation* dans cette ceinture.
*bp*. *Basiptérygium*.
*fr*. *Rayons* de la nageoire se différenciant sur le bord de ce basiptérygium.

plus nombreux, sont des dépendances du métaptérygium. A une certaine distance de ces pièces basilaires (proptérygium, mésoptérygium, métaptérygium), les rayons qu'elles supportent se soudent entre eux de façon à former une bandelette continue à peu près parallèle au basiptérygium primordial. De cette bandelette naissent des rayons secondaires beaucoup plus nombreux que les rayons

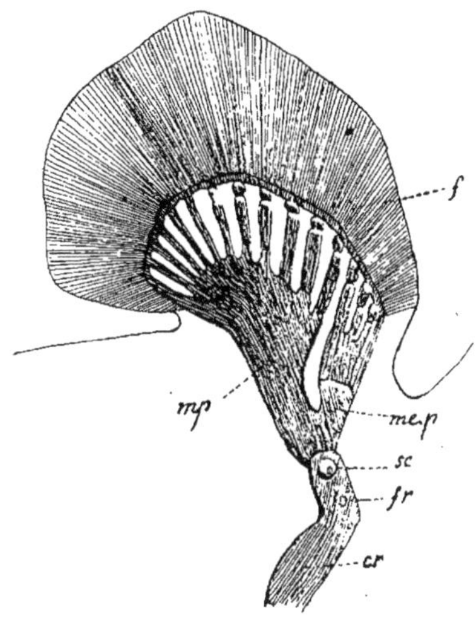


FIG. 4 (d'après BALFOUR).

Nageoire thoracique d'un embryon de *Chien de mer* (scyllium stellare).

*sc, cr. Ceinture coraco-scapulaire.*
*sc. Scapulum* sectionné.
*sr. Coraco-procoracoïde.*
*fr.* Trou *coraco-procoracoïdien.*

*me.p, mp.* Pièces dérivées du basiptérygium.
*me.p* Rudiment des futurs *proptérygium* (*p*) et *mésoptérygium* (*me*).

*mp. Métaptérygium.*

*f. Rayons secondaires* supportés par les rayons primaires qui partent du métaptérygium. A leur insertion sur les rayons primaires se trouve une bandelette continue, parallèle au métaptérygium, et formée par la soudure de leurs origines.

Le proptérygium et le mésoptérygium portent chacun deux rayons.

Le nombre des rayons que porte le métaptérygium est beaucoup plus considérable.

Cette nageoire (*ichthyoptérygium* ou *archiptérygium*), pour devenir l'extrémité (*chiroptérygium*) des Batraciens et des Amniotes, perd ses proptérygium et mésoptérygium, et ne conserve que le *métaptérygium*, qui devient l'*humerus* au membre thoracique, le *fémur* au membre abdominal.

En outre, le métaptérygium ne garde qu'un seul rayon, le dernier, c'est-à-dire celui qui est le plus éloigné du proptérygium. Celui-ci fournit le *cubitus* et la traînée allant de l'apophyse styloïde de cet os au central (pisiforme proximal, intermédiaire ou semi-lunaire, deuxième central, premier central ou central proprement dit). Sur la partie carpienne de cet axe se groupent les rayons digitaux.

Le métaptérygium peut-être considéré comme formé par la soudure des rayons auxquels il sert de support. Chacun de ces rayons résulte, à son tour, de la soudure d'un grand nombre des rayons qui lui font suite. Par conséquent, l'humérus, qui dérive du métaptérygium, le cubitus qui provient d'un rayon métaptérygial, représentent un certain nombre de rayons fusionnés, et les doigts, qui se détachent de l'axe métaptérygial sont aussi des rayons résultant de la fusion d'un certain nombre de pièces (deux au moins pour chaque appendice digital).

primaires. Pour Thacker et Mivart on doit considérer la bandelette secondaire comme formée par la soudure des

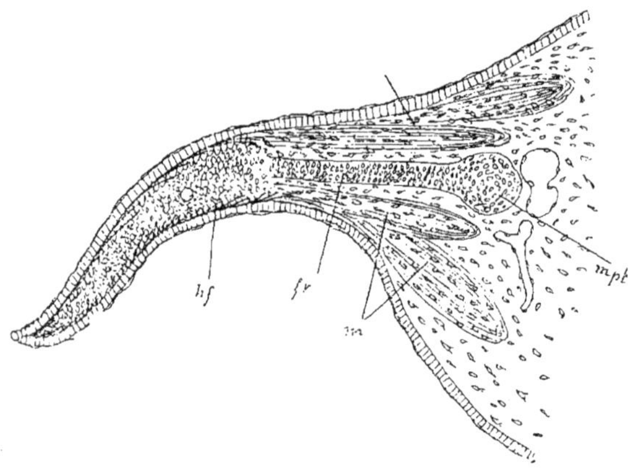


Fig. 5 (d'après Balfour).

Coupe transversale de la nageoire thoracique d'un jeune embryon de *Chien de mer* (scyllium stellare).

*mpt*. *Métaptérygium*. | *m*, *m*. *Muscles*.
*fr*. *Rayon* de la nageoire. | *hf*. *Fibres cornées*.

rayons auxquels elle semble donner naissance. Quant à la bandelette primaire (Basiptérygium) et à ses dépendances (proptérygium, mésoptérygium, métaptérygium), nous devrions aussi les regarder comme constitués par la soudure des rayons qui les relient à la bandelette secondaire. Enfin, chacun de ces rayons résulterait de la fusion de plusieurs rayons secondaires.

Cette manière de voir, dit Balfour, est assez vraisemblable; mais on ne découvre dans l'embryon aucun indice que le basiptérygium et la bandelette secondaire qui lui est parallèle soient dues à la coalescence des rayons. Pourtant le fait qu'elles sont en continuité parfaite avec les bases des rayons parle un peu en faveur de cette vue. Il se peut que la segmentation de l'une et l'autre plaques soit secondaire (Gegenbaur); mais l'opinion de Thacker et Mivart, que la segmentation est un caractère primitif semble à Balfour être la plus naturelle, du moins tant que des faits précis en faveur de la théorie contraire feront défaut.

Notons que, dès 1831, Dugès avait dit que chaque membre devait être considéré comme formé par la réunion de cinq rayons. Des rayons, distincts à la région des doigts, des métacarpiens et des métatarsiens, se soudaient à partir du carpe et du tarse en pièces de moins en moins nombreuses jusqu'au bras et à la cuisse, où ils ne formaient plus qu'un os unique.

Sur le bourrelet qui sépare l'ilium de la plaque ischio-pubienne, on voit naître un *Basiptérygium* absolument comparable à celui qui naît au niveau du bourrelet séparant la pièce scapulaire de la pièce coraco-procoracoïdienne. Mais ce basyptérygium de la palette natatoire abdominale ne se divise jamais en proptérygium, mésoptérygium, métaptérygium. On peut considérer ce basiptérygium abdominal comme l'homotypique du *métaptérygium* thoracique seulement. Le métaptérygium abdominal donne naissance à des rayons primaires qui se fusionnent en une bandelette secondaire, laquelle fournit, à son tour, un très grand nombre de rayons de deuxième ordre. Ici, comme pour la nageoire thoracique, les rayons secondaires doivent être considérés comme formant, par une soudure complète la bandelette secondaire, par une fusion moins complète les rayons primaires, et enfin par une coalescence plus grande la bandelette primaire, basiptérygiale ou métaptérygiale.

### Chiroptérygium des Vertébrés supérieurs aux Poissons (Batraciens et Amniotes).

Le métaptérygium thoracique ou abdominal des Sélaciens et les nombreux rayons qui y sont appendus forment ce que Gegenbaur nomme l'*Extrémité polyactinote* (extrémité à rayons multiples), ce que Balfour appelle l'*Ichthyoptérygium* (nageoires des poissons) ou bien encore l'*Archiptérygium* (nageoire primordiale).

A partir des Batraciens, chaque membre proprement dit (c'est-à-dire la partie appendue aux ceintures thoracique et abdominale) se divise en trois segments. Ce sont le *Bras*, l'*Avant-bras* et la *Main* pour le membre thoracique ; la *Cuisse*, la *Jambe* et le *Pied* pour le membre abdominal. Le squelette du premier segment est formé par un seul os : *Humérus* (bras), *Fémur* (cuisse). Celui du deuxième segment a deux pièces osseuses : *Cubitus* et *Radius* (avant-bras), *Péroné* et *Tibia* (jambe). Enfin, le troisième segment est constitué par une série de rayons divisés en plusieurs parties secondaires et formant des régions auxquelles on donne des noms particuliers : ce sont le *Carpe*, le *Métacarpe* et les *Doigts* pour la main, le *Tarse*, le *Métatarse* et les *Orteils* pour le pied. Le nombre des rayons terminant l'extrémité des Batraciens et des Amniotes étant beaucoup moins considérable que celui des rayons de l'extrémité polyactinote des Poissons, Gegenbaur la désigne sous le nom d'*Extrémité Oligactinote* (extrémité à rayons peu nombreux). Balfour l'appelle *Chiroptérygium*, pour indiquer qu'elle dérive de la nageoire primordiale des Poissons (ichthyoptérygium ou archiptérygium), dont elle est une simple réduction.

Pour Gegenbaur, Balfour, Leboucq, etc., l'humérus et le fémur correspondent aux métaptérygium. Balfour et Leboucq regardent le cubitus et le péroné comme représentant le rayon postérieur ou dorsal du métaptérygium. Nous avons déjà vu que ce rayon devait être considéré comme constitué par la soudure de plusieurs rayons secondaires. Le cubitus et le péroné, quoique formant des pièces simples, résultent donc de la soudure de plusieurs rayons, rayons que nous trouvons séparés à la main et au pied. Nous en dirons autant de l'humérus et du fémur qui, nous le répétons, dérivent des métaptérygium thoracique et abdominal, c'est-à-dire de pièces provenant également de la soudure de plusieurs rayons.

Quant au radius et au tibia, Balfour les considère comme dérivant d'un rayon précubital ou prépéronéal ayant une valeur morphologique égale à celle du cubitus et du péroné. Leboucq les regarde, au contraire, l'un et l'autre comme un rayon surajouté et acquis par l'adaptation des Batraciens et des Ammiotes aux nouvelles conditions d'existence. Mais ici quelques détails nous paraissent absolument indispensables. Dans ce que nous allons dire sur le carpe et le tarse, ainsi que sur la direction des axes des membres thoraciques et abdominaux, nous aurons surtout recours aux beaux travaux de Leboucq sur la *Morphologie du carpe et du tarse.*

## De l'os central du carpe.

Le *Carpe* de l'Homme se compose de huit osselets disposés sur deux rangées de quatre pièces chacune.

La rangée *proximale*, ou antibrachiale, comprend, en allant du bord radial de la main vers son bord cubital :

1° le *Radial* (Scaphoïde) ;
2° l'*Intermédiaire* (Semi-lunaire) ;
3° le *Cubital* (Pyramidal).
4° le Pisiforme.

Les osselets de la rangée *distale*, ou métacarpienne, sont, en allant dans le même sens :

1° le *Carpien* 1 (Trapèze) ;
2° le *Carpien* 2 (Trapézoïde) ;
3° le *Carpien* 3 (Grand os) ;
4° le *Carpien* 4 (Unciforme ou Os crochu) ;

A ces huit pièces, il faut en ajouter une neuvième, l'os *Central*, pièce intermédiaire au radial (base du scaphoïde) et aux Carpiens, 1, 2 et 3 (trapèze, trapézoïde, grand os). Cet os central, qui se rencontre d'une façon à peu près constante dans la classe des Mammifères, semble faire défaut chez l'Homme, le Gorille et le Chimpanzé. Mais il existe constamment dans le fœtus de ces animaux. Parmi les Mammifères, les Ruminants sont les seuls chez lesquels cet os ne soit pas représenté, même à l'état fœtal.

Généralement, l'os central de l'Homme se soude avec le radial de la rangée proximale du carpe pour former le scaphoïde. Cette soudure, qui commence à la fin du deuxième mois de la vie fœtale et se termine vers la fin du mois suivant, marche de la face palmaire vers la face dorsale de ce massif osseux. Mais il peut se faire que la soudure soit incomplète, et que le scaphoïde, quoique résultant de la fusion des deux os, radial et central, conserve des traces de sa double origine. Il peut même arriver que l'os central ne soit uni au radial que par des liens fibreux, ainsi que le prouvent les publications de Wenzel Gruber, Vincent, Leboucq, etc.

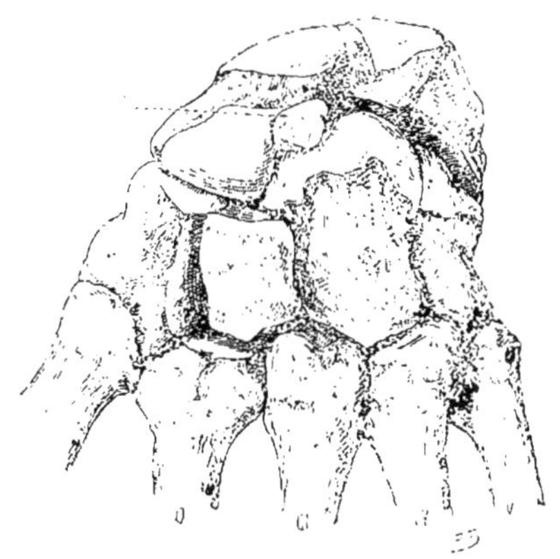

Fig. 6 (d'après Leboucq).

Cas de persistance de l'os central.

Squelette du carpe et du métacarpe de la main gauche, vue de la face dorsale.

*c. Os central.*

Depuis 1868, époque de la découverte par le professeur Wenzel Gruber (de Saint-Pétersbourg) du premier cas de central persistant, jusqu'au 17 avril 1885, l'auteur de cette découverte a publié sur cette question six mémoires et une monographie. Au moment où a paru son dernier travail, Wenzel Gruber avait eu l'occasion d'étudier 5292 carpes; sur ce chiffre considérable de cas observés, dans vingt-deux seulement l'os central s'était montré persistant. Dix fois le central était libre et articulé avec le radial (base du scaphoïde) ; les douze autres fois il était soudé au radial et constituait ainsi la tête du scaphoïde (radio-central), mais il était néanmoins encore assez facile de distinguer les deux pièces l'une de l'autre. En 1882, VINCENT a publié un cas de persistance de l'os central sur le carpe d'un Arabe. Dans le mémoire dont nous avons déjà parlé, mémoire paru en 1884, LEBOUCQ nous dit que, sur un peu plus de deux cents cas, il a rencontré six fois le central libre et uni au radial (base du scaphoïde) par des liens fibreux. L'os central doit donc être considéré comme l'un des éléments de la main typique. C'est l'un des os principaux du carpe, *égal en dignité*, comme dit GEGENBAUR, aux autres éléments de l'organe.

## Du pisiforme.

Quand on veut comprendre la signification morphologique du *Pisiforme*, il faut, dit GEGENBAUR se reporter aux Plésiosaures (Crocodiliens fossiles), chez lesquels cet osselet est représenté par un rayon digital très développé. Le pisiforme doit donc être considéré comme le vestige d'un sixième doigt, doigt qui existe encore chez les Énaliosauriens (Reptiles également fossiles). Dans la classe des Mammifères, le pisiforme est généralement allongé et intercalé, par son extrémité proximale (anti-brachiale) et adhérente, entre le cubitus et le carpe : un faisceau fibreux dorsal le relie au radius. L'appareil complet du pisiforme des Mammifères doit donc être représenté par :

1° Un faisceau fibreux le reliant au radius ;
2° Une partie intercalée entre le cubitus et le carpe ;
3° Une extrémité saillante dans la paume de la main.

Dans la série des Mammifères, le pisiforme peut avoir un point épiphysaire répondant à son extrémité libre ou distale. Le pisiforme de l'Homme représente l'épiphyse distale du pisiforme complet.

Si l'Anatomie comparée nous prouve que le pisiforme est un rayon digital, l'Embryogénie nous montre qu'il ne saurait être considéré comme un simple sésamoïde développé dans le tendon du cubital antérieur ; car le nodule cartilagineux, dont il dérive, se forme avant l'apparition de ce muscle.

Les recherches de M. le professeur SAPPEY sur l'ossification des os du carpe confirment entièrement cette façon de regarder le pisiforme comme n'appartenant pas au groupe des os sésamoïdes. On a prétendu que le pisiforme ne commençait pas à s'ossifier avant quinze ans. Mais, d'après M. SAPPEY, quoique tardif, le point d'ossification de cet os se montre beaucoup plus tôt, c'est-à-dire vers l'âge de dix ans. Son développement ne différant en rien de celui des autres os du même groupe, certains auteurs ont donc eu tort de le regarder comme un sésamoïde.

Sur le fœtus humain, au moment où le nodule cartilagineux du pisiforme se différencie, une traînée de tissu squelettogène part de la partie amincie, qui deviendra plus tard l'apophyse styloïde du cubitus, comble l'espace compris entre cet os, le pisiforme et le cubital (pyramidal) et aboutit à l'extrémité distale ou carpienne du radius et à la partie correspondante de l'intermédiaire (semi-lunaire). Cette traînée non différenciée, intercalée à l'avant-bras et au carpe, appartient manifestement, dit LEBOUCQ, au pisiforme, avec lequel elle est en continuité.

Plus tard, du sommet de l'apophyse styloïde du cubitus se détache un faisceau fibreux qui se rend vers l'extrémité distale du radius et l'intermédiaire (semi-lunaire). Ce faisceau, qui doit devenir le *ménisque cubito-radial*, est également uni au pisiforme nettement différencié comme nodule cartilagineux. A son apparition, il est aussi uni à l'intermédiaire (semi-lunaire) ; mais cette union ne tarde pas à disparaître.

Au début du troisième mois de la vie fœtale, dans le ménisque cubito-radial, au niveau de l'extrémité proximale de l'intermédiaire (semi-lunaire), se différencie un nodule cartilagineux qui n'existe que pendant deux mois et disparaît ensuite. Ainsi que le ménisque, ce nodule doit être rattaché au pisiforme.

Au moment où le nodule cartilagineux du pisiforme est déjà nettement constitué, l'intermédiaire (semi-lunaire) est, au contraire, très vaguement différencié; il s'étend jusqu'au central (tête du scaphoïde), dont le développement du carpien 3 (grand os) le séparera plus tard. A cette époque, entre le cubital (pyramidal) et l'intermédiaire (semi-lunaire), on aperçoit un vaisseau assez faible, vaisseau dont l'existence n'est que temporaire. L'apophyse styloïde du cubitus, la traînée fibreuse du ménisque et son noyau cartilagineux, l'intermédiaire (semi-lunaire) et le central (tête du scaphoïde) sont dans le prolongement d'une même ligne qui se dirige obliquement à travers le carpe, de son bord cubital vers son bord radial.

## Axe du membre thoracique.

Depuis l'ichthyoptérygium ou archiptérygium des Sélaciens jusqu'au chiroptérygium des Batraciens et des Amniotes, les extrémités des Vertébrés semblent pouvoir se ramener à un même type fondamental. Chez les Vertébrés supérieurs aux Poissons, le squelette de l'extrémité est formé par un axe principal segmenté, sur lequel se greffent des rayons latéraux divisés à leur tour en segments.

Gegenbaur faisait d'abord passer l'axe de l'archiptérygium par l'humérus, le radius et le bord radial de la main; puis, sur les objections de Huxley, il le fit passer par le cubitus et le bord cubital. Mais Götte et Strasser ont prouvé ontogénétiquement que chez les Batraciens de l'ordre des Urodèles cet axe avait un trajet oblique à travers le carpe, et Wiedersheim s'est rallié à leur opinion.

A l'état embryonnaire, cet axe est indiqué par la traînée de tissu squelettogène qui va de l'apophyse styloïde du cubitus au bord radial de la main. Il passe donc par l'humérus, le cubitus, le ménisque cubito-radial (base du pisiforme), l'intermédiaire (semi-lunaire), le deuxième

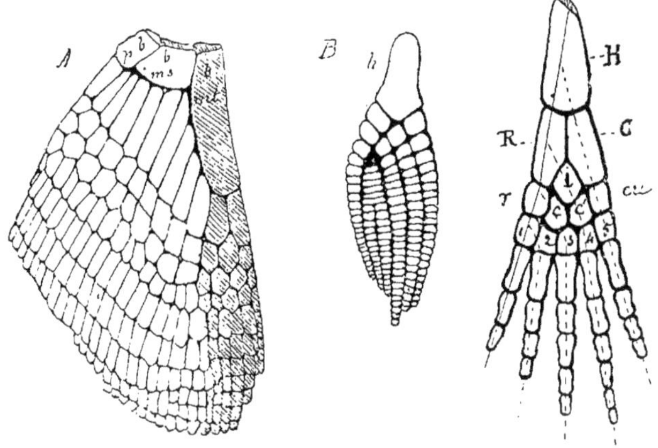


Fig. 7 (d'après Gegenbaur).

Dessin schématique pour la comparaison des membres thoraciques des Vertébrés.

*A.* Nageoire thoracique d'un *Sélacien*.
*b, b. b.* Pièces basilaires de la nageoire dérivées du *Basiptérygium*.
*p.* *Proptérygium.*
*ms.* *Mésoptérygium.*
*mt.* *Métaptérygium.*

Le proptérygium, le mésoptérygium et les rayons qui en dépendent disparaissent. Le métaptérygium et ses rayons persistent. C'est de cette nageoire que dérive le membre thoracique des Batraciens et des Amniotes. Le métaptérygium devient l'humérus du membre thoracique, le fémur du membre abdominal.

*B.* NAGEOIRE THORACIQUE d'un *Ichthyosaure*.
*h. Humérus.*

*C.* Membre THORACIQUE d'un Batracien.
*h.* Humérus.
*c.* Cubitus.
*r.* Radius.
*c, i, r.* Pièces CARPIENNES de la rangée PROXIMALE.
*c. Cubital* (pyramidal).
*i. Intermédiaire* (semi-lunaire).
*r. Radial* (base du scaphoïde).
*c, c'.* Pièces CARPIENNES CENTRALES.
*c. Premier central* (tête du scaphoïde).
*c' c. Deuxième central.* Cette pièce disparaît habituellement chez l'Homme.
1, 2, 3, 4, 5. Pièces CARPIENNES de la rangée DISTALE.
1. Carpien 1 (trapèze).
2. Carpien 2 (trapézoïde).
3. Carpien 3 (grand os).
4. Carpien 4 (os crochu).
5. Carpien 5. Cette pièce ne se différencie point chez l'Homme, dont le cinquième métacarpien et le doigt correspondant apparaissent d'abord en dehors de l'os crochu, c'est-à-dire hors rang.

Nous avons dû retourner la figure originale de GEGENBAUR, afin de la mettre en harmonie avec la nouvelle façon de voir de cet auteur, qui a modifié son idée première à la suite des objections de HUXLEY, objections dont nous avons fait mention dans le courant de notre travail.

central (partie de la traînée comprise entre l'intermédiaire et le central proprement dit), le central proprement dit (tête du scaphoïde) et aboutit au carpien 1 (trapèze). Sur cette traînée se différencient donc le ménisque cubito-radial, l'intermédiaire (semi-lunaire) et le central (tête du scaphoïde).

Mais il s'y différencie aussi, du moins durant la vie fœtale, le *Deuxième central*. Cette pièce, qui généralement disparaît, sans même passer par l'état cartilagineux, peut parfois persister. GRUBER a décrit des cas de persistance du deuxième central. ALBRECHT a même compté jusqu'à trois centraux. Mais le plus important et le plus intéressant, pour la question qui nous occupe, est sans contredit le premier central, ou central proprement dit (tête du scaphoïde).

Sur le bord dorsal de cette traînée axiale se greffent les carpiens 1 (trapèze), 2 (trapézoïde, 3 (grand os) 4 (os crochu), ainsi que les doigts 1, 2, 3 et 4, appendices ayant une position proximo-distale, d'après laquelle le pouce est le plus distal. Les carpiens, les métacarpiens et les pha-

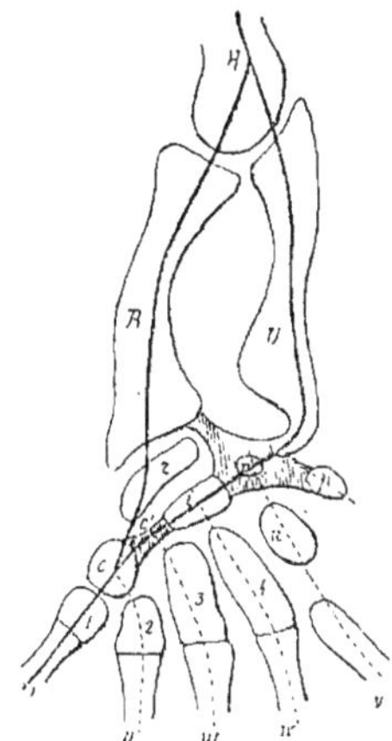

Fig. 8 (d'après Leboucq).

Figure schématique de l'extrémité thoracique d'un fœtus humain.

Les parties axiales sont traversées par des lignes continues, les rayons secondaires par des lignes interrompues.

Les parties indiquées par des hachures ne se différencient pas comme cartilages.

*H. Humérus.*
*R. Radius.*
*U. Cubitus* (ulna).

*r, i, u.* Os carpiens de la rangée proximale.
*c. Radial* (base du scaphoïde).
*i. Intermédiaire* (semi-lunaire).
*u. Cubital* ou lunaire (pyramidal).

*c'. Central* (tête du scaphoïde).
*c'. Traînée* squelettogène reliant le central (tête du scaphoïde) à l'intermédiaire (semi-lunaire) et formant le deuxième central.

*p', p.* Pièces pisiformiennes au milieu de la traînée squelettogène qui relie l'apophyse styloïde du cubitus au radius et à l'intermédiaire.
*p'.* Noyau cartilagineux *proximal* du *pisiforme*. Ce noyau, qui n'a qu'une existence transitoire, est représenté au pied par l'os *trigone*, os inconstant, qui se soude à l'astragale (intermédiaire du pied). La traînée squelettogène deviendra le ménisque *cubito-radial*.
*p.* Noyau cartilagineux *distal* du pisiforme, qui deviendra le pisiforme proprement dit.

1, 2, 3, 4. Carpiens de la rangée distale, se différenciant comme épiphyses des métacarpiens.
1, *carpien* 1 (trapèze).
2, *carpien* 2 (trapézoïde).
3, *carpien* 3 (grand os).
4, *carpien* 4 (os crochu).

I, II, III, IV, V. 1er, 2e, 3e, 4e, 5e métacarpiens.
On voit que le carpien 4 (os crochu) ne se trouve en rapport qu'avec le métacarpien IV. Le métacarpien V apparaît hors rang, en dehors de l'os crochu. Son carpien, qui serait le carpien *s*, ne se différencie point au niveau de son extrémité proximale.

On voit comment l'axe primordial (*métaptérygial*) passant par le corps et l'apophyse styloïde du cubitus, se continue à travers la traînée squelettogène allant de cette apophyse au radius, au pisiforme et à l'intermédiaire. Sur son trajet, il rencontre le noyau cartilagineux proximal du pisiforme, l'intermédiaire, le deuxième central et il aboutit au premier central ou central proprement dit. Là, l'axe se divise en deux branches, dont l'une va au carpien 1, au métacarpien I et au doigt correspondant ou pouce ; l'autre se rend au carpien 2, au métacarpien II et au doigt correspondant ou index.

On voit aussi comment l'axe passant par le radius vient aboutir au même central, en passant par le radial. N'oublions pas que pour Leboucq, le radius et le radial représentent un rayon surajouté et que l'axe principal est celui que nous avons indiqué le premier.

langes digitales se différencient sur les mêmes rayons secondaires. Les carpiens représentent les points d'ossification placés à l'extrémité proximale des métacarpiens, qui sont les premiers munis de cartilage au niveau de leur partie moyenne.

Le métacarpien I fait suite au carpien 1 (trapèze) et au central (tête du scaphoïde) ;

Le métacarpien II au carpien 2 (trapézoïde) et aussi au central (tête du scaphoïde), qui est, en quelque sorte, placé à la bifurcation de l'axe, au niveau de sa partie terminale.

Le métacarpien III au carpien 3 (grand os) et au deuxième central (traînée allant de l'intermédiaire ou semi-lunaire au central proprement dit ou tête du scaphoïde) ;

Le métacarpien IV au carpien 4 (os crochu) et à l'intermédiaire (semi-lunaire).

Quant au métacarpien V, il est d'abord placé latéralement par rapport au carpien 4 (os crochu). Dans la classe des Mammifères, son rapport avec le carpien est absolument secondaire. Si le *carpien* 5 correspondant au métacarpien V existait, il serait placé au niveau de l'espace qui sépare le métacarpien du cubital (pyramidal). Mais le carpien ne s'est point différencié de l'extrémité proximale du métacarpien V.

Quant au radius et au radial du carpe (base du scaphoïde),

ils semblent être une acquisition nouvelle des Vertébrés supérieurs, peut-être une adaptation aux conditions d'existence nouvelles. Le radius se comporte comme un axe secondaire conjugué avec l'axe principal. Chez les Mammifères, le point d'intersection de cet axe secondaire avec l'axe primitif se trouve au niveau de l'os central (tête du scaphoïde). Dans les Batraciens urodèles, ce point est un peu plus distal.

Quoique venu le dernier, le radius tend à prendre le dessus, au détriment de l'axe le plus ancien, c'est-à-dire au détriment de l'axe cubital. Tandis que les éléments squelettiques constituant l'axe cubital deviennent les plus instables chez les Vertébrés supérieurs, le radius et le radial (base du scaphoïde) se font, au contraire, remarquer par leur stabilité. En même temps que l'axe de l'organe, autrefois partie principale, semble avoir perdu de son importance dans l'évolution phylogénétique, le développement du rayon secondaire (rayon radial) est devenu prédominant.

Bien que situées sur le prolongement de l'axe radial, les parties constituantes du pouce sont néanmoins très instables. Les rayons du milieu étant, au contraire, les mieux placés pour être utilisés dans la marche, l'adaptation à cette fonction nouvelle les développe d'une manière prédominante. Voici l'ordre, en effet, dans lequel disparaissent les rayons digitaux dans la classe des Mammifères :

1° Le premier (pouce); — Ex. : Porc.

2° Le cinquième (auriculaire); — Ex. : Rhinocéros.

3° Le deuxième (index); — Ex. : Bœuf.

4° Le quatrième (annulaire); — Ex. : Cheval.

Quand il ne reste qu'un seul doigt, comme chez le Cheval, par exemple, le doigt unique persistant est celui du milieu.

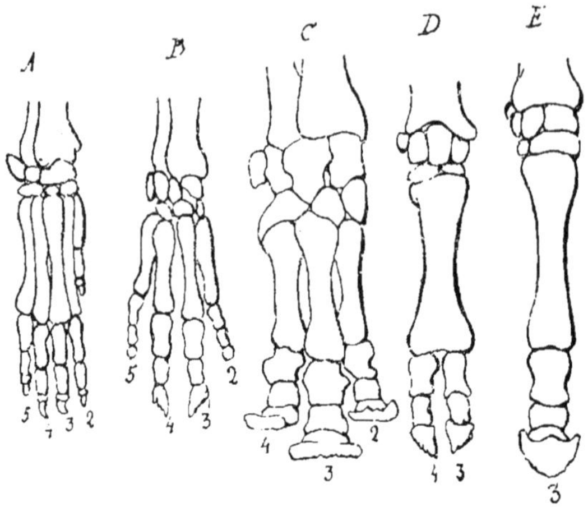


FIG. 9 (d'après HŒCKEL).

MAIN droite des Mammifères.

1. Pouce.
2. Index.
3. Médius.
4. Annulaire.
5. Auriculaire.

A. Main du *Chien*, ayant les cinq doigts.
B. Main du *Porc*, ayant quatre doigts (le pouce a disparu).

C. Main du *Rhinocéros*, ayant trois doigts (le pouce et l'auriculaire font défaut).
D. Main du *Bœuf*, ayant deux doigts (manquent le pouce, l'auriculaire et l'index).
E. Main du *Cheval*, ayant un seul doigt (ont disparu le pouce, l'auriculaire, l'index et l'annulaire).

Cette figure nous montre l'ordre dans lequel disparaissent les rayons digitaux chez les Mammifères ; l'ordre de disparition est le suivant :

1° Le pouce.
2° L'auriculaire.
3° L'index.
4° L'annulaire.

Au pied l'ordre de disparition est le même qu'à la main.

## Axe du membre abdominal.

Le *Tarse* de l'Homme se compose de sept pièces osseuses disposées en trois rangées :

La rangée proximale, ou jambière, comprend deux os :

1° L'*Astragale*, du côté tibial;
2° Le *Calcanéum*, du côté péronéal.

La rangée centrale est formée par une seule pièce :
Le *Scaphoïde*.

Enfin, la rangée distale, ou métatarsienne, présente quatre pièces. Ce sont, en allant du bord tibial vers le bord péronéal :

1°, 2°, 3°, les trois *Cunéiformes;*
4° Le *Cuboïde.*

Cette dernière rangée reproduit exactement la rangée distale du carpe. Les trois cunéiformes représentent les trois premiers carpiens (trapèze, trapézoïde, grand os), et le cuboïde le carpien 4, c'est-à-dire l'os crochu.

Nous verrons plus loin que le scaphoïde du pied répond à celui de la main, l'astragale au semi-lunaire, et le calcanéum aux pyramidal et pisiforme réunis.

Sur un fœtus humain de 18 millimètres de long, dit Leboucq, le tibia et le péroné sont en contact avec les condyles du fémur. Le péroné, qui n'a que la moitié de la longueur du tibia, est en rapport, par son extrémité distale, avec une zone assez large de tissu squelettogène non encore différencié, d'où les éléments du tarse se détachent en formant deux branches divergentes :

1° L'astragale, dont le développement en étendue égale, à peu de chose près, celui du péroné, se dirige vers le bord tibial du pied, où il rejoint le scaphoïde;

2° Le calcanéum, dirigé vers le bord péronéal du pied, est divisé en deux moitiés, proximale et distale, par une traînée de tissu squelettogène.

De même qu'à la main nous avons trouvé un vaisseau, entre l'intermédiaire (semi-lumaire) et le cubital (pyramidal), de même ici nous voyons, entre l'astragale et le calcanéum, un espace beaucoup plus large, et contenant un gros vaisseau fourni par l'artère dorsale externe du tarse. Tandis que le vaisseau correspondant à celui-ci disparaît à la main, celui du pied ne disparaît jamais; il peut même quelquefois, comme l'a prouvé Hyrtl, prendre un développement exagéré et former une large anastomose entre la pédieuse et la plantaire interne. Les considérations précédentes nous permettent certainement de comparer l'astragale à l'intermédiaire (semi-lunaire) et le calcanéum au cubital (pyramidal).

Mais, nous venons de le voir, le calcanéum, à son origine, est divisé en deux moitiés, distale et proximale. Nous rapprocherons la moitié distale du cubital (pyramidal) et la moitié proximale du pisiforme. Le calcanéum représente donc non seulement le cubital (pyramidal), mais aussi le pisiforme.

Au point où le ligament péronéo-astragalien postérieur se fixe sur l'astragale, Bardeleben a vu parfois se développer une pièce osseuse, qu'il a fait connaître sous le nom de *Trigone*. Cette pièce, qui se soude avec l'astragale, est-elle représentée à la main? Elle l'est certainement, mais par une pièce qui apparaît à l'état de nodule cartilagineux et n'a qu'une existence temporaire. Nous voulons parler du nodule qui se montre dans le ménisque cubito-radial, au niveau du point où ce ménisque adhère à l'intermédiaire (semi-lunaire). Ce ménisque, d'ailleurs, mérite à tous égards d'être rapproché du ligament péronéo-astragalien postérieur; car, de même que le premier va s'insérer sur le radius, de même l'autre va se terminer sur le tibia, au niveau du bord postérieur de la malléole de cet os.

Par sa position, le scaphoïde du pied rappelle l'os central du carpe (tête du scaphoïde carpien), et à ce titre il mérite d'être considéré comme représentant au pied, sinon la totalité, du moins une partie du scaphoïde de la main. Mais il arrive quelquefois que la tubérosité du scaphoïde tarsien est formée par une pièce distincte. Dans ce cas, que l'on a observé chez l'homme lui-même, cette pièce additionnelle peut être regardée comme correspondant à la pièce radiale (base du scaphoïde) du carpe. Le scaphoïde du pied est donc un tibio-central, comme celui de la main est un radio-central. Seulement, tandis qu'au carpe la pièce centrale est secondaire, au tarse elle constitue, au contraire, la pièce prédominante.

Cela étant donné, nous pouvons, avec VICQ D'AZYR, LEBOUCQ et BARDELEBEN, établir le parallélisme suivant entre les pièces du carpe et du tarse :

| CARPE. | | TARSE. | |
|---|---|---|---|
| Scaphoïde..... | *(Radio-central).* | Scaphoïde..... | *(Tibio-central).* |
| Semi-lunaire.. | *(Intermédiaire).* | Astragale..... | *(Intermédiaire).* |
| Pyramidal..... | *(Cubital).* | Calcanéum.... | *(Portion distale).* |
| Pisiforme..... | .................... | | *(Portion proximale).* |

Dès 1774, VICQ D'AZYR était arrivé à une détermination homotypique à peu près identique à celle de BARDELEBEN et LEBOUCQ. Seulement, pour lui le scaphoïde du pied représentait non seulement celui de la main, mais aussi la tête du grand os (carpien 3).

DEBIERRE (de Lyon) ayant observé un pisiforme muni de deux points d'ossification, conclut que cet os répond au calcanéum tout entier. Quant au pyramidal il serait représenté au pied par le trigone.

### Le chiroptérygium est heptadactyle.

Dans un grand nombre de Mammifères, BARDELEBEN a trouvé des vestiges d'un rayon digital précédent le pouce et le gros orteil ; à ce rayon il a donné le nom de *Præpollex* (avant-pouce) et *Præhallux* (avant-gros orteil). Des rudiments analogues ont été observés par Baur chez les Chéloniens, par Born chez les Batraciens anoures. Le pouce et le gros orteil doivent donc être considérés comme formant, non point le premier, mais le deuxième rayon de la main ou du pied typiques, qui ont perdu leur rayon le plus distal.

D'autre part, comme nous l'avons vu ci-dessus, Gegenbaur a prouvé que le pisiforme représentait un rudiment du rayon le plus proximal disparu. Aux cinq doigts, qui persistent le plus habituellement, il faut donc en ajouter deux autres, le præpollex (avant-pouce) et le pisiforme pour la main, le præhallux (avant-gros orteil), et la partie proximale, ou *pisienne*, du calcanéum pour le pied. Par conséquent, la main et le pied typiques ne sont point pentadactyles, comme on l'a cru et professé si longtemps, mais *heptadactyles*. C'est à ce type qu'appartiennent la main et le pied des Mammifères.

### Archiptérygium bisérié (Huxley).

La théorie exposée jusqu'ici, théorie d'après laquelle le Chiroptérygium des Vertébrés supérieurs aux Poissons (Batraciens et Amniotes) dérive d'un archiptérygium unisérié, c'est-à-dire ayant des rayons sur un seul de ses côtés, comme la nageoire des Sélaciens, est basée sur les travaux de Gegenbaur, Balfour, Mivart, Lebouco, etc. Comme elle est conforme à la fois à l'Anatomie et à l'Embryogénie comparées, elle a rallié à peu près tous les suffrages. Il est cependant une autre théorie que nous ne saurions passer entièrement sous silence, bien qu'elle ne soit point basée sur l'Ontogénie (Balfour), et dont nous devons dire quelques mots, ne fût-ce qu'à cause de la célébrité du nom de son auteur, Huxley, l'un des plus grands naturalistes anglais. Pour Huxley, le chiroptérygium dériverait, non point d'une nageoire unisériée, mais d'une nageoire bisériée, comme celle du Ceratodus (*Ceratodus Forsteri*), Poisson de l'ordre des Dipneustes. La nageoire de cet animal se compose d'un certain nombre de pièces axiales placées bout à bout et munies de rayons secondaires sur leurs deux côtés opposés.

## Origine branchiale des membres.

Gegenbaur, à qui il faut presque toujours remonter chaque fois qu'il s'agit d'une théorie morphologique conforme à la doctrine de l'évolution, a le premier émis cette idée que les membres des Vertébrés doivent être considérés comme dérivant de branchies transformées. Cette idée ayant été très clairement et très complètement exposée et développée par Antoine Dohrn, dans son magnifique mémoire sur l'*origine des Vertébrés et le principe de transformation des fonctions*, nous nous contenterons de citer presque textuellement cet auteur. Voici d'abord comment Dohrn formule son principe de transformation des fonctions :

« 1° Par suite de fonctions se succédant l'une à l'autre, « et exécutées par un seul et même organe, a lieu la « transformation du dit organe ;

« 2° Chaque fonction est une résultante de plusieurs « composantes, dont l'une constitue la fonction principale, tandis que les autres forment les fonctions secondaires ou subordonnées ;

« 3° La dégénérescence de la fonction principale et le « développement d'une fonction secondaire modifient « l'ensemble des fonctions ;

« 4° La fonction secondaire devient rapidement fonction principale ;

« 5° La fonction générale se modifie tout entière, et

« le résultat du processus sera la transformation de l'or-« gane. »

Dans ce travail, où DOHRN accumule les arguments tendant à prouver que les Vertébrés descendent d'ancêtres Annelés, il admet que tous les segments de ces ancêtres étaient munis de branchies ayant des rayons et des arcs cartilagineux logés dans la paroi abdominale. Il est permis de supposer, dit-il, que, vu la structure presque cylindrique du corps de l'Annelé, les points les plus favorables pour la direction aussi bien que pour la propulsion de l'animal étaient deux segments situés à distance égale du milieu du corps et de ses extrémités.

Par suite d'un exercice plus actif, les muscles des branchies répondant à ces segments se développèrent, et provoquèrent, à leur tour, l'apparition d'un squelette plus résistant. La division en feuillets branchiaux disparut peu à peu, l'épiderme de l'enveloppe cutanée des branchies, devenant plus solide, s'étendit insensiblement entre les filaments cartilagineux persistants des ramifications branchiales. Enfin, la branchie fendillée se transforma graduellement en une large plaque, la *nageoire*, l'organe parfait de la natation.

Des branchies primitives persistèrent seulement les branchies définitives localisées à la région antérieure du corps, en avant des nageoires thoraciques, et les deux paires de membres (thoraciques et abdominaux). Quant aux arcs des branchies disparues, ils sont, dit-il, devenus des points d'appui pour le système musculaire du tronc, et ils forment aujourd'hui les côtes.

### Membre pénien (ALBRECHT).

Pour DOHRN, le *Pénis* et son homologue femelle, le *Clitoris*, représenteraient une paire de branchies d'un ancêtre Annelé. Chez le Requin (*Carcharias*), dit-il, une partie des nageoires abdominales s'est transformée en une sorte de pénis, et la nageoire elle-même, que l'on s'en souvienne, n'est qu'une branchie.

Dans un mémoire publié en 1886, ALBRECHT compare l'organe copulateur, non point à une branchie, mais à deux membres ayant une valeur morphologique égale à celle des membres thoraciques et abdominaux. GEGENBAUR, et, avec lui, à peu près tous les anatomistes, admettent que le fémur des Vertébrés supérieurs aux Poissons (Batraciens et Amniotes) représente le métaptérygium de la nageoire abdominale, comme l'humérus représente celui de la nageoire thoracique. Tous sont d'accord pour reconnaître que le basiptérygium de la nageoire abdominale ne se divisant jamais en proptérygium, mésoptérygium et métaptérygium, ce dernier représente le basiptérygium primitif tout entier.

Mais ALBRECHT n'est point de cet avis. Pour lui le basiptérygium de la nageoire abdominale se divise, aussi bien que celui de la nageoire thoracique, en proptérygium, mésoptérygium et métaptérygium. De ces trois divisions, la première (proptérygium) disparaît au membre abdominal, comme elle disparaît au membre thoracique. La deuxième (mésoptérygium) donne le fémur des Poissons, fémur qui se transmettra aux Batraciens et aux Amniotes, et qu'il appelle *Orthofémur* (fémur véritable). Quant au métaptérygium, il disparaît habituellement; mais il peut persister, ainsi que cela arrive chez la Raie, par exemple, et, dans ce cas, il va constituer la moitié du pénis. Aussi le désigne-t-il sous le nom d'*Hémi-péni-fémur* (c'est-à-dire fémur formant la moitié du pénis), par opposition à l'orthofémur dérivé du mésoptérygium.

L'hémipénis de la Raie correspond au conduit pénien

des Lézards et des Serpents (Reptiles), tandis que sa moitié postérieure répond à la moitié du pénis des Cécilies et des Urodèles (Batraciens), des Crocodiles et des Tortues (Reptiles), des Oiseaux et des Mammifères, y compris l'Homme. Le pénis de l'Homme représente donc la moitié seulement du pénis de la Raie et des autres Sélaciens. Il est né de la soudure de la moitié basilaire des hémipénis des Sélaciens.

Le pénis n'est qu'un clitoris mâle hypertrophié. Le clitoris n'est qu'un pénis femelle peu développé. Le clitoris, pas plus que le pénis, n'est un viscère. L'un et l'autre résultent de la soudure de deux membres abdominaux sur la ligne médiane.

Chaque hémipénis des Sélaciens a son hémipéni-squelette. L'os, le cartilage, qu'on trouve dans le pénis ou le clitoris de certains Mammifères (du Chien, par exemple), sont un reste, un souvenir de ces hémipénisquelettes. On sait que parfois le gland de l'Homme possède un osselet ou un cartilage. La présence de cette pièce, plus fréquente chez les Nègres que chez les Blancs, s'explique par l'atavisme.

Lorsque le gland de l'Homme reste fendu, il représente les deux hémi-glands des Marsupiaux. Si le pénis est fendu tout entier, il rappelle les deux hémipénis des Sélaciens.

La peau du ventre va se continuer sur une partie du pénis, à laquelle on donne d'ordinaire le nom de *face dorsale*. Comme la peau du dos se continue précisément sur la face opposée du pénis, c'est-à-dire sur celle où se trouve le raphé, Albrecht propose de réserver à cette dernière le nom de *face dorsale*, et à l'autre celui de *face ventrale*. Or, chez presque tous les Vertébrés, le ventre regarde en bas et non pas en avant, le dos en haut et non pas en arrière; d'après ALBRECHT, on devrait dire qu'il y a *hypospadias*, lorsque le canal de l'urèthre s'ouvre sur la face ventrale (ex-dorsale) du pénis, et *épispadias*, lorsque l'ouverture de ce canal se fait sur la face dorsale de cet organe (c'est-à-dire sur la face qui est le siège du raphé).

**Le membre abdominal des Vertébrés supérieurs aux Poissons dérive de la portion métaptérygiale, ou copulatrice, du membre abdominal des Sélaciens** (POIRIER).

Le lecture du très intéressant mémoire d'ALBRECHT, que nous avons connu par une simple analyse, nous ayant causé une certaine surprise, nous avons naturellement tenu à nous éclairer sur la valeur des assertions de cet auteur. Après avoir disséqué le membre abdominal sur plusieurs Raies, tant mâles que femelles, nous sommes arrivé à des résultats, en partie conformes à ceux de l'éminent anatomiste, mais aussi et surtout en contradiction avec eux. Pour obtenir ces déterminations, nous nous sommes avant tout basé sur le *principe des connexions*, principe, qui, formulé au commencement de ce siècle par notre grand ÉTIENNE GEOFFROY-SAINT-HILAIRE, a rendu les plus importants services à la Morphologie.

La ceinture abdominale de la Raie est formée par deux moitiés soudées sur la ligne médio-ventrale, et subdivisées l'une et l'autre en deux plaques secondaires:

1° L'une dorsale, l'*ilium* (IL);

2° L'autre ventrale, l'*ischio-pubis* (IS, PU).

A la réunion de ces deux plaques, suivant une ligne

oblique allant de la tête vers la queue, du dos vers le ventre et de dehors en dedans, se trouvent articulés quatre rayons que nous avons cru pouvoir comparer :

1° Le premier au proptérygium (Propt.) ;

2° Les deux suivants au mésoptérygïum (Mésopt.) ;

3° Le troisième au métaptérygium ou fémur (Métapt.; F.).

Le rayon proptérygial représente, ou bien l'un des deux rayons proptérygiaux que nous avons trouvés au membre thoracique du Chien de mer, ou bien ces deux rayons fusionnés.

Les rayons mésoptérygiaux ne se sont réunis, au niveau de leur base, ni entre eux, ni avec le proptérygium, ni avec le métaptérygium.

Les trois premiers rayons (proptérygium, mésoptérygium), parallèles entre eux, sont perpendiculaires au métaptérygium, qui supporte un certain nombre de rayons parallèles aux précédents. D'après la théorie de Thacker et Mivart, théorie, nous le savons, adoptée par Balfour, le métaptérygium (fémur) doit être considéré comme formé par la soudure de l'extrémité des rayons auxquels il sert de support basilaire.

Au métaptérygium fait suite un segment, que nous assimilons au *péroné* (P). Leboucq, nous l'avons vu, a, en effet, démontré que, dans l'évolution phylogénétique des membres, le péroné apparaissait avant le tibia, comme le cubitus avant le radius. Le péroné sert lui-même de support à des rayons moins nombreux que ceux qui partent du fémur. Mais, comme ce dernier os, il résulte de la soudure de l'extrémité basilaire de ces rayons.

Jusqu'ici, le membre abdominal de la Raie femelle est absolument identique à celui de la Raie mâle. Mais, à partir de l'extrémité distale du péroné, certaines différences se produisant entre les segments terminaux du membre abdominal de l'un et l'autre sexe, nous allons décrire séparément ces segments, d'abord chez la femelle, ensuite chez le mâle.

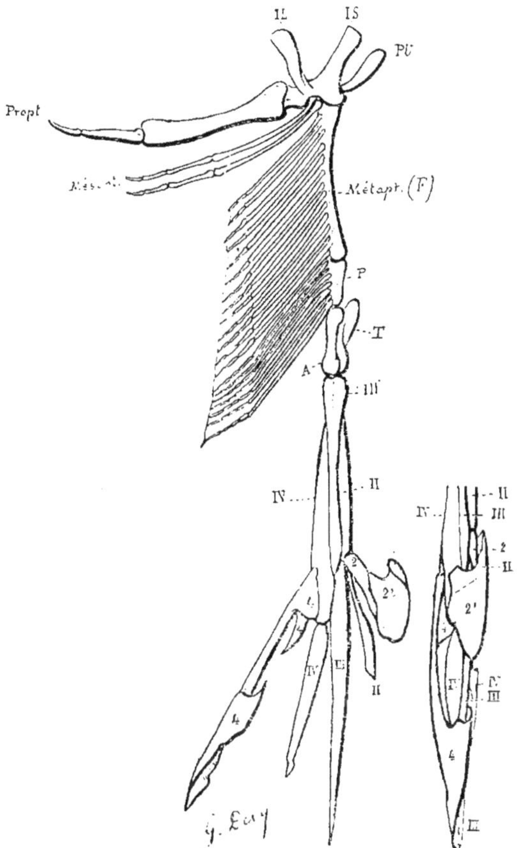

Au péroné de la femelle font suite trois rayons. Le premier, le plus interne, bifide au niveau de son extrémité distale, se soude au deuxième par son extrémité proximale, et forme ainsi une pièce, que nous comparons à *l'astra–*

FIG. 10 (d'après nos préparations).

Membre abdominal droit de la Raie mâle, vu par sa face ventrale. Figure demi-schématique.

Pièces dérivant du *Basipterygium*.

Propt. *Proptérygium*, représenté par un seul rayon ou bien par deux rayons soudés.

Mésopt. *Mésoptérygium*, formé par deux rayons non soudés à leur base ni entre eux, ni avec le proptérygium, ni avec le métaptérygium.

Métapt. (*F*). *Métaptérygium* (fémur), constitué par la soudure de la base des rayons qu'il supporte.

*P*. *Péroné*, formé par la soudure de la base des rayons qu'il supporte.

*IL*, *IS*, *PU*. BASSIN.

*IL*. *Ilium*.

*IS*. *Ischion*.

*PU*. *Pubis*.

Propt., Mésopt., Métapt. (*F*).

II, III, IV. MÉTATARSE, formé par la soudure de trois rayons en un canon.

II. *Deuxième métatarsien*, bifide à son extrémité distale.

III. *Troisième métatarsien*, simple à son extrémité distale.

IV. *Quatrième métatarsien*, bifide à son extrémité distale.

2, 2'. *Branche non axiale* de l'extrémité distale du deuxième métatarsien, formée par *deux phalanges*.

4. *Branche non axiale* de l'extrémité distale du quatrième métatarsien, formée par *une phalange*.

*A*. *T*. TARSE.

*A*. *Intermédiaire* (Astragale), formé par la soudure de trois rayons.

*T*. *Tibial*, pièce non représentée dans le tarse de la Raie femelle.

La branche distale, unique et non articulée, du troisième métatarsien et les branches axiales, également non articulées, des deuxième et quatrième métatarsiens portent les chiffres III, II et IV, comme les corps des métatarsiens auxquels elles font suite.

*gale* (A). Le troisième rayon, placé en dehors des deux précédents, en reste distinct. Son extrémité distale est simple comme celle du deuxième. Ces trois rayons représentent les trois derniers rayons péronéaux, qui, au lieu de rester perpendiculaires à leur support, se placent à la suite de cet os, de façon à continuer son extrémité terminale.

Chez le mâle, où nous trouvons également trois rayons, nous les voyons prendre des dimensions beaucoup plus considérables. En outre, l'astragale résulte de la soudure des extrémités proximales des trois rayons, et non pas seulement de celles des deux premiers.

D'un autre côté, les pièces faisant suite à l'astragale se fusionnent aussi entre elles, de façon à constituer une sorte de canon formé par la soudure de trois métatarsiens (II, III, IV), dont les deux extrêmes (II, IV) sont bifides à leur sommet. Celui du milieu (III) ne se bifurque pas.

La branche non axiale du métatarsien interne (II) est-elle-même formée par deux pièces, qui nous semblent représenter *deux phalanges* (2, 2'). La branche non axiale du métatarsien externe (IV) ne possède, au contraire, qu'*une seule pièce phalangienne* (4). Les phalanges (2, 2'; 4) forment des valves qui entourent les trois branches non articulées faisant directement suite au corps des trois métatarsiens.

On sait que, dans les Vertébrés, lorsqu'il ne reste que trois doigts ou orteils, ce sont les deuxième, troisième et quatrième rayons digitaux qui persistent. Voilà pourquoi nous regardons les métatarsiens et leurs dépendances comme représentant les trois appendices digitaux moyens du pied pentadactyle.

Jusqu'ici nous avons négligé de parler d'une pièce squelettique placée en dedans de l'astragale, qu'elle déborde un peu du côté du péroné. Après mûre réflexion, il nous a paru que cette pièce n'était autre que la pièce tibiale (T), c'est-à-dire la pièce la plus interne de la rangée proximale du tarse. Quant aux pièces tarsienne de la rangée distale (tarsiens 2, 3 et 4), qui se différencient généralement comme épiphyses au niveau de la base des métatarsiens correspondants, elles sont demeurées confondues avec ces métatarsiens.

En résumé, dans le membre abdominal de la Raie, nous trouvons :

1° Le proptérygium ;

2° Le mésoptérygium ;

3° Le métaptérygium.

Le métaptérygium et ses dépendances forment l'organe copulateur de la Raie mâle. Mais, tandis qu'ALBRECHT pense que ce membre copulateur devient le pénis des Vertébrés supérieurs aux Poissons, nous croyons, au contraire, qu'il va constituer le membre abdominal proprement dit de ces Vertébrés.

Quant aux proptérygium et mésoptérygium du membre abdominal de la Raie, ils disparaissent aussi bien au membre abdominal qu'au membre thoracique des Vertébrés supérieurs aux Poissons. *Le membre abdominal de ces Vertébrés n'est, par conséquent, autre chose que la portion métaptérygiale* (copulatrice) *du membre abdominal des Sélaciens, et non point sa portion mésoptérygiale.*

# CHAPITRE II

## APPARITION ET DÉVELOPPEMENT DES MEMBRES CHEZ L'HOMME.

**Sommaire.** — Apparition des DIVERS SEGMENTS des membres. — Modification de l'ORIENTATION DES DEUX MEMBRES. — Changement de l'ORIENTATION DU PIED. — PHASES PRINCIPALES de la période embryogénique. — Origine du BLASTÈME des membres. — Formation du SQUELETTE CARTILAGINEUX. — Passage du squelette de l'état cartilagineux à l'ÉTAT OSSEUX. — Ossification des pièces du CARPE. — Ossification des QUATRE DERNIERS MÉTACARPIENS, des PHALANGES et des PHALANGINES. — Ossification de la PHALANGETTE des doigts et des orteils.

### Apparition des divers segments des membres.

L'évolution de la tête et de la partie médiane du tronc est déjà assez avancée, la gouttière intestinale est close, les somatopleures, réunies en haut et en bas, vont à la rencontre l'une de l'autre en avant : alors, sur leurs parties latérales, à la limite du dos et du ventre, en avant et en dehors des lames musculaires, se montre un épaississement, la *Crête* ou *bande de Wolff*. Aux extrémités supérieure et inférieure de cette bande apparaît un bourgeon, première indication des membres thoracique et abdominal.

Les *Bourgeons thoraciques*, placés sur les parties latérales de la fosse cardiaque de Wolff, naissent un peu plus tôt que les *abdominaux*, situés près de l'extrémité caudale de l'embryon. Mais les uns et les autres existent déjà sur des embryons de la fin de la troisième semaine, ou du commencement de la quatrième. Par suite de leur accroissement, les bourgeons, d'abord arrondis, s'aplatissent dans le sens dorso-ventral et deviennent semblables à des *Palettes natatoires*.

Dans le courant de la cinquième semaine, un léger sillon sépare cette palette qui, pour le membre thoracique, représente la *Main*, d'un segment plus petit, adhérent au surplus du membre.

Sur des embryons de cinq à six semaines, une rainure, dans laquelle la substance amincie est devenue transparente, isole le surplus du membre de la palette, dont le pourtour est bordé d'un bourrelet, le *Bourrelet digital*.

Ce bourrelet grandit rapidement, surtout au niveau de son angle supérieur qui, en peu de jours, forme une saillie, premier indice du *Pouce*.

A la fin de la sixième semaine, quatre sillons répondant aux quatre espaces interdigitaux, divisent déjà le bourrelet en cinq portions. A ce moment, la main est fortement palmée. Le premier et le troisième sillons étant plus accentués que le deuxième et le quatrième, les doigts semblent former trois groupes composés : le premier par le *Pouce*, le deuxième par *l'Index* et le *Médius*, le troisième par *l'Annulaire* et *l'Auriculaire*.

Au début de la septième semaine, la partie de la palette qui correspond au carpe et à l'avant-bras présente un rétrécissement considérable.

Au commencement de la huitième semaine, une saillie répondant au *Coude* indique la division en *Bras* et *Avant-bras*.

Comme le développement de la membrane interdigitale est beaucoup moins rapide que celui des doigts, qu'elle déborde au début, elle est, à son tour débordée par ceux-ci. Néanmoins la présence de cette membrane est encore très manifeste.

A neuf semaines, le développement du pouce l'emporte

de beaucoup sur celui des autres doigts, la région digitale est relativement trop grande par rapport à la région carpo-métacarpienne, et la longueur de la main est excessive, vis-à-vis celle du bras et de l'avant-bras.

Le bourgeon abdominal est le siège de modifications absolument comparables à celles du bourgeon thoracique; mais elles se produisent toujours un peu après les changements survenus dans ce dernier bourgeon.

Jusqu'au commencement du troisième mois, le coude et le genou ont une orientation identique, c'est-à-dire qu'ils sont l'un et l'autre tournés en dehors. Alors, la face de flexion des membres (face palmaire du membre thoracique et face plantaire du membre abdominal) est tournée en dedans; leur face d'extension, c'est-à-dire leur face dorsale. est tournée en dehors; le pouce et le gros orteil regardent un peu en avant, mais surtout en haut du côté de la tête; l'auriculaire et le cinquième orteil regardent un peu en arrière, mais surtout en bas du côté de l'extrémité caudale.

### Modifications de l'orientation des deux membres.

C'est à ce moment qu'apparaissent les différences caractéristiques des deux membres. Au niveau de son articulation avec le scapulum, l'humérus subit un MOUVEMENT DE ROTATION, et NON DE TORSION, de 90°, qui porte la face de flexion ou palmaire du membre thoracique en avant, la saillie du coude en arrière, le pouce en dehors et l'auriculaire en dedans. De son côté, le fémur subit aussi, au niveau de l'articulation coxo-fémorale, un mouvement de rotation de 90°. Mais, ce dernier mouvement ayant lieu en sens inverse de celui de l'humérus, la face de flexion ou plantaire du membre abdominal se trouve portée en arrière, la saillie du genou en avant, le gros orteil en dedans et le cinquième orteil en dehors.

Les membres thoraciques et abdominaux ayant subi un mouvement inverse de 90°, leurs parties homotypiques, regardent nécessairement en sens inverse. Or, pour amener les membres dans une position homotypique, c'est-à-dire dans une position telle que les parties homotypiques soient identiquement placées par rapport aux plans principaux du corps, il suffirait de faire subir à l'un d'eux, au niveau de la ceinture où il s'insère, un mouvement de rotation de 180°. Mais il nous paraît plus simple et plus rationnel de ramener, comme l'ont fait Huxley, Albrecht, Kölliker, Alexis Julien, Armand Sabatier, chaque membre à sa position primordiale. En faisant subir aux membres thoracique et abdominal un mouvement de 90° inverse de celui qu'ils subissent dans le fœtus, nous voyons que la face de flexion (palmaire, plantaire) des deux membres est tournée en dedans; que la face d'extension (dorsale) regarde en dehors; que le radius et le pouce, le tibia et le gros orteil sont tournés en avant et vers la tête; que le cubitus et l'auriculaire, le péroné et le cinquième orteil sont tournés en arrière et vers l'extrémité caudale. Dès lors, nous pouvons établir les homotypies suivantes :

| MEMBRE THORACIQUE. | | MEMBRE ABDOMINAL. | |
|---|---|---|---|
| Bras | *Humérus.* | *Fémur* | Cuisse. |
| Avant-bras | *Radius.* | *Tibia* | Jambe. |
| | *Cubitus.* | *Péroné* | |
| Main | *Pouce.* | *Gros orteil* | Pied. |
| | *Auriculaire.* | 5e *orteil* | |

Pendant la neuvième semaine, l'angle tibio-tarsien et la saillie du calcanéum commencent à se dessiner. C'est aussi à ce moment que la longueur du membre abdominal arrive à devenir prédominante sur celle du membre thoracique.

### Changement de l'orientation du pied.

A la naissance, l'axe tibio-tarsien a déjà beaucoup diminué, mais il n'est pas encore ce qu'il sera chez l'adulte. Le pied présente encore un degré très accentué de renversement en dehors et d'adduction (*varus congénital*). Les changements de forme et de direction, qui conduisent de la palette primitive à la forme définitive, s'accomplissent progressivement sous l'influence des phénomènes de croissance, et particulièrement par la naissance des os du tarse.

Leurs modifications ont été étudiées sur une série de pieds appartenant à des sujets de différents âges (depuis le fœtus de cinq mois jusqu'à l'enfant de huit ans) par Hüter. Ces études ont été complétées par les recherches de Thorens.

L'astragale paraît être, de tous les os du tarse, celui qui revêt de meilleure heure sa forme définitive ; chez le fœtus de cinq mois cet os, encore entièrement cartilagineux, est régulièrement conformé et ses bords sont nettement dessinés. Mais, en même temps que se produit l'ossification, certaines modifications surviennent dans la forme de l'os : la trochlée est moins développée d'avant en arrière chez le fœtus, le col est plus long et plus oblique en dedans, la facette scaphoïdienne est moins oblique en bas et en dedans. Chez le nouveau-né toute la partie antérieure de la poulie astragalienne est revêtue de cartilage ; c'est de trois à cinq ans seulement que se produit le rétrécissement du col de l'astragale ; car, chez le nouveau-né, le col et la tête ont une surface régulière et à peu près égale. Les faces malléolaires interne et scaphoïdienne, d'abord continues, ne sont séparées chez le nouveau-né que par une crête servant aux insertions capsulaires; à un an, un écartement de près d'un millimètre les sépare ; à cinq ans, l'écartement est de 5 millimètres, et la facette scaphoïdienne a acquis son obliquité définitive.

A la naissance la face inférieure du calcanéum est encore plane ; si l'on compare cet os chez le nouveau-né et chez l'adulte, on remarque, chez le premier, la longueur plus grande de la moitié antérieure de l'os et la petitesse de la tubérosité qui ne dépasse que de peu en arrière le bord postérieur de la surface sous-astragalienne postérieure; la petite apophyse est peu saillante, la gouttière calcanéo-astragalienne peu profonde. Notons surtout que les dimensions de l'os, en longueur, l'emportent beaucoup sur ses dimensions en hauteur.

C'est seulement vers trois ans que la forme de l'os commence à se rapprocher de ce qu'elle sera chez l'adulte ; il il est facile de suivre ce développement de la forme en examinant des calcanéums provenant de sujets de plus en plus âgés.

Ces modifications dans la forme du calcanéum et de l'astragale amènent des changements fort importants dans la conformation et la direction des surfaces articulaires qui, d'une façon générale, sont plus planes chez le fœtus et le nouveau-né que chez l'adulte. Les variations de forme et de direction des articulations sous-astragaliennes ont été bien notées par Hüter et Thorens : chez le nouveau-né la facette sous-astragalienne postérieure, oblique de haut en bas et d'arrière en avant, présente une surface assez étendue qui regarde en arrière ; son grand diamètre est transversal. La facette sous-astragalienne antérieure est étroite, allongée d'arrière en avant, oblique de dedans en dehors et un peu de haut en bas ; *elle regarde en dedans.* A deux ans la disposition générale de ces facettes a peu varié ; cependant la postérieure est déjà moins développée en arrière et l'antérieure est plus oblique en bas. A trois ans la facette postérieure regarde moins encore en arrière.

En même temps que la petite apophyse du calcanéum se développe, la facette sous-astragalienne antérieure devient plus oblique de haut en bas et regarde moins en dedans. C'est à huit ans seulement que les articulations sous-astragaliennes acquièrent définitivement la forme et la direction qu'elles garderont chez l'adulte. Les autres os du tarse ne présentent pas de particularité à noter dans leur développement.

Nous pouvons résumer ainsi, avec Thorens, les modifications progressives qui amènent les os du tarse à leur forme définitive.

Chez le nouveau-né, les dimensions du pied en longueur et en largeur l'emportent de beaucoup sur les dimensions en hauteur. La partie des os du tarse, située en avant de l'axe des mouvements de l'articulation tibio-tarsienne, atteint sa forme et sa structure définitives, bien avant la partie qui est en arrière de cet axe. Le développement des os du tarse en hauteur est plus marqué du côté externe ; il en résulte, les os de la jambe gardant une position immuable, que la plante du pied est rejetée en dehors.

Hüter a voulu chercher des causes mécaniques à ces modifications de formes : « si la moitié interne du pied se développe plus en hauteur que la moitié externe, cela tient à ce que la pression du poids du corps y est moins forte. » Hypothèse peu séduisante ; car nous savons que ce n'est pas dans l'influence des causes extérieures qu'il faut chercher les lois d'après lesquelles que nos organes passent régulièrement par certaines phases de développement.

## Phases principales de la période embryogénique.

Nous avons cherché à préciser l'époque d'apparition et les phases du développement des membres chez l'embryon humain; nous donnons ci-dessous les résultats de ces recherches.

Sur les embryons de la troisième semaine (14 à 16 jours), ayant de 2 millim. à 2 millim. 6, les rudiments des membres font défaut. Sur un embryon de 4 millim. observé et

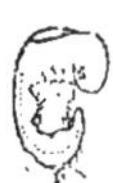

FIG. 11 (d'après HIS).

Embryon humain de 25 à 30 jours.

| | |
|---|---|
| Longueur........................ | 4mm,5 |
| Grossissement.................... | $\frac{2,5}{1}$ |

(Les premiers rudiments des membres apparaissent).

figuré par HIS, les rudiments des membres sont visibles; la crête de Wolff présente à ses deux extrémités de petits bourgeons qui ne sont pas encore étranglés à leur base.

Sur l'embryon de 4-5 millim., figuré par COSTE (pl. II, *a*) on peut reconnaître les rudiments des membres sous la forme de légers épaississements des parois latérales du corps.

HENSEN (Arch, f. Anat. u. Phys. 1877) a décrit un embryon de 4 millim. 5, (25 à 26 jours), sur lequel les membres se présentaient à l'état de courts moignons infléchis sur le ventre. Les deux embryons, l'un de 7 millim. et l'autre de 7 millim. 5 figurés par HIS (1 Heft) montrent les extrémités sous la forme de petites palettes sans trace de segments distincts.

Sur les embryons de 10 à 12 millim. décrits par His, la division des membres en trois parties commence à apparaître : entre la plaque ou palette terminale et la racine du membre s'étrangle une pièce médiane, ébauche de l'avant-bras et de la jambe, en même temps que leur racine

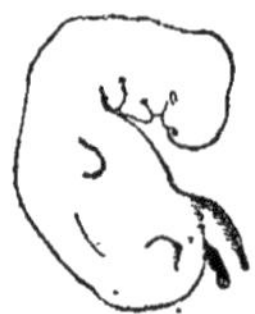

Fig. 12 (d'après His).

Embryon humain à la fin de la quatrième semaine.

Longueur ........................ 9 mill.

Grossissement. ................ $\frac{2,5}{1}$

(Les rudiments des membres sont bien prononcés).

devient plus étroite pour former le bras et la cuisse. Déjà, le coude et le genou apparaissent en forme de saillies diri-

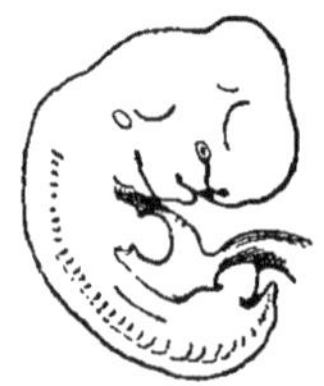

Fig. 13 (d'après His).

Embryon humain de la cinquième semaine.

Longueur.................. 10 mill. 5

Grossissement............... $\frac{2.5}{1}$

(Les moignons des membres sont étranglés à leur base).

gées en dehors. Dans cette évolution le membre thoracique précède l'abdominal, surtout en ce qui concerne la séparation de la main et du pied en rayons digitaux. Le bord du bourrelet terminal présente alors, à la main comme au pied, trois angles saillants; l'angle supérieur correspond au pouce ou au gros orteil, l'inférieur au petit doigt ou au petit orteil et l'angle médian au médius (His).

A ce stade on peut encore observer la première apparition des doigts par la formation de 4 petites fossettes qui dépriment longitudinalement le bourrelet digital. Les coupes montrent qu'à ce moment le bourrelet terminal

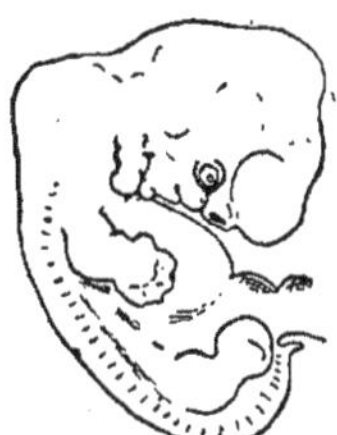

FIG. 14 (d'après HIS).

Embryon humain à la fin de la cinquième semaine.

Longueur.................... 12 mill. 5

Grossissement ............... $\frac{2,5}{1}$

(Les rayons digitaux sont indiqués à la main, tandis que le pied n'en présente pas encore de trace.)

des extrémités présente un vaisseau central qui, sur l'embryon de lapin correspondant au même stade de développement, se dessine sous la forme d'un arc transversal (His).

Sur l'embryon de 12-14 millim, les trois segments qui composeront les extrémités sont nettement séparés : le coude et le genou sont dirigés en dehors; les doigts commencent à faire saillie sur le bord du bourrelet digital, sous la forme de moignons courts et gros. La séparation des orteils ne se fait qu'à la fin de ce stade. His spécifie encore que l'extrémité *abdominale, plus petite que la thoracique*, retarde notablement sur celle-ci ; car, sur l'embryon humain de 13 à 14 millim. (6 à 8 semaines) où

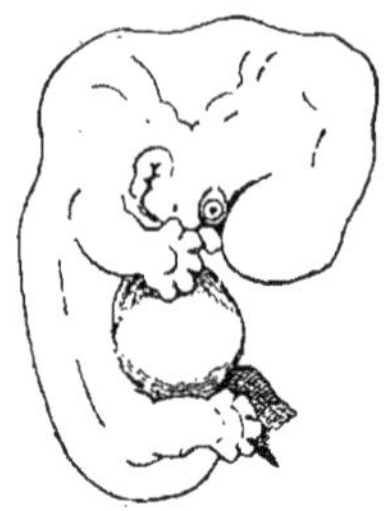

FIG. 15 (d'après HIS).

Embryon humain de la première moitié du deuxième mois.

Longueur ..................... 13 mill. 8

Grossissement ................ $\frac{2,5}{1}$

(La séparation des doigts est déjà commencée à la main).

l'on peut voir les trois segments des membres, le pied est encore à l'état de palette losangique, tandis que sur la main les divisions des doigts sont nettement indiquées.

Sur les embryons de 14 à 16 millim., les extrémités augmentent en longueur dans tous leurs segments et les divisions des orteils s'accentuent sur le pied.

Vers la fin du deuxième mois, les extrémités dirigées en avant dépassent la ligne antérieure du corps sur une figure de profil. Le domaine de l'épaule (deltoïde) se sépare par sa largeur et son épaisseur de celui du bras (His). L'avant-bras est fusiforme et séparé de la main par un étranglement profond. Le pouce dirigé en haut est séparé par un large espace de l'index dirigé en avant. Les extrémités abdominales sont placées de telle sorte que les pieds opposent leurs plantes; à la jonction de la jambe et du pied apparaissent les saillies des chevilles, l'externe plus prononcée; le talon se dessine nettement. L'éventail que représentent les orteils séparés est beaucoup plus petit

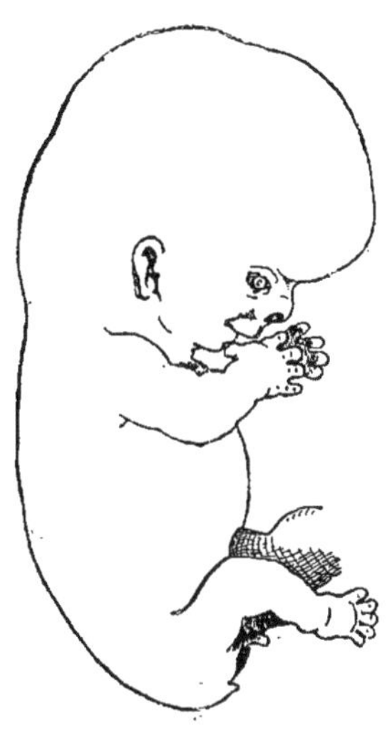

FIG. 16 (d'après HIS).

Embryon humain de la seconde moitié du deuxième mois.

Longueur.................... 23 millim.

Grossissement................ $\frac{2,5}{1}$

que celui des doigts. La fente qui sépare le gros orteil du deuxième, moins large que celle qui sépare le pouce de l'index, s'enfonce plus profondément que celle qui sépare le deuxième orteil du troisième (HIS).

Sur un fœtus de 24 millim. (fin du 2e mois), décrit par MM. HERRMANN et TOURNEUX (Dict. encycl., art. Embryon), les trois segments sont limités par deux sillons profonds; la main et le pied, quoique encore très massifs, laissent reconnaître leur forme définitive; les deux membres abdominaux sont fortement fléchis et tournés en dedans; les plantes des pieds reposent sur les faces latérales du cordon ombilical au niveau de son insertion.

Dès lors la période embryogénique est close, et la configuration extérieure du corps présente ses caractères définitifs.

Le tableau suivant, emprunté à His, peut donner une idée du développement des extrémités pendant le cours des deux premiers mois et permet de comparer leur volume à celui du corps aux différents stades de cette période; il montre aussi le développement plus hâtif et la prédominance du membre thoracique.

Ces chiffres représentent en millimètres carrés la surface limitée par le profil de chaque extrémité; la quatrième colonne exprime les rapports entre la surface des deux extrémités réunies et la surface du profil du corps.

| Longueur de l'embryon. | Extrémité thoracique (Profil). | Extrémité abdominale (Profil). | Rapports entre la surface des deux extrémités réunies et la surface du corps (Profil). |
| --- | --- | --- | --- |
| 7mm,5 | 1,0 | 1,2 | 7,5 0/0 |
| 11mm,5 | 4,2 | 4,1 | 11,9 — |
| 12mm,5 | 5,8 | 5 | 13,5 — |
| 13mm,8 | 7,0 | 6,8 | 13,2 — |
| 17mm | 11,2 | 10,4 | 15,0 — |
| 25mm | 25,2 | 20,8 | 17,0 — |

## Origine du blastème des membres.

Les moignons des membres sont revêtus par une couche épiblastique, en continuité avec l'épiblaste qui entoure le corps de l'embryon tout entier, et formant, à l'extrémité libre des moignons, un épaississement de forme conique, une sorte de calotte sphérique (Remak).

Quant au mésoblaste, qui constitue la partie centrale et la plus importante de ces moignons, il consiste primitivement, abstraction faite des nerfs et des vaisseaux qui pénètrent du dehors, en cellules semblables formant un blastème homogène. C'est au sein de ces cellules que, durant le second mois de la vie embryonnaire, les différents tissus naissent par différenciation histologique. Ainsi se produisent les parties squelettiques, les muscles, les tendons et les aponévroses. (Kölliker.)

Le centre des bourgeons, dit Retterer, dans un travail remarquable que nous aurons souvent occasion de citer, est primitivement formé par un tissu, qui, sauf la grandeur des éléments, est le même chez tous les Mammifères avant la production du cartilage. C'est une masse uniforme d'éléments appelés *cellules embryonnaires* par les uns, *éléments lamineux embryonnaires* par Charles Robin, et dans lesquels les capillaires sont très nombreux.

Mais quelle est la provenance de ce blastème homogène? D'où dérivent les pièces squelettiques, les muscles, les tendons et les aponévroses? Ce blastème naît-il sur place du feuillet mésoblastique primitif, ou bien est-il formé par le prolongement des protovertèbres dans l'axe du membre?

D'après Remak, la partie axile transparente, que montrent les rudiments des extrémités, est en continuité de substance avec les produits résultant du développement des protovertèbres et même avec les lames musculaires (dorsales). Mais, comme le fait remarquer Kölliker, Remak ne nous dit point si cette partie axile a pénétré secondairement dans les rudiments des membres, ou, si elle est, au contraire, le produit d'une différenciation sur place du blastème des extrémités.

Pour Kölliker, il est très vraisemblable que les matériaux primitifs des membres dérivent des lames latérales, c'est-à-dire des parties du feuillet mésoblastique qu'avoisinent les lames moyennes, et auxquelles Remak a donné le nom de *lames costo-cutanées*. A des places données, dans les parois dorsale et ventrale, en dehors des protovertèbres et de leurs dérivés, ce blastème fournirait des proliférations qui donneraient naissance à la ceinture des membres. En même temps, par une prolifération s'avançant en dehors, il constituerait les membres proprement dits. Mais plus loin, le même auteur ajoute : « La production indépendante des muscles des membres et de ceux de leurs ceintures est aussi admissible que l'hypothèse contraire, d'autant plus qu'il est impossible de faire dévier tous les muscles du corps de ceux des protovertèbres. »

Selon Herrmann et Tourneux (article Embryon du Dictionnaire encyclopédique), les os des ceintures scapulaire et pelvienne, ainsi que ceux des extrémités, semblent naître indépendamment des protovertèbres, dans des bourgeons issus de la partie postérieure des lames musculo-cutanées.

## Formation du squelette cartilagineux.

Le squelette entier des extrémités, dit Kölliker, se constitue sous forme d'un blastème, dont les différentes parties forment, dès le début, un tout continu. Dans ce blastème homogène, du tronc vers la périphérie, se différencient successivement, cartilage par cartilage, articulation par articulation, tous les éléments de la charpente. Dès son apparition, chaque cartilage figure une partie indépendante sans continuité avec les cartilages voisins. Dès ce moment aussi il est rattaché aux cartilages adjacents par l'ébauche de l'articulation, dont la constitution marche de pair avec la sienne. Dans l'axe du rudiment des extrémités une masse de blastème, se séparant du reste, se différencie peu à peu, et se convertit à la fois en cartilage, en capsule articulaire et en périchondre.

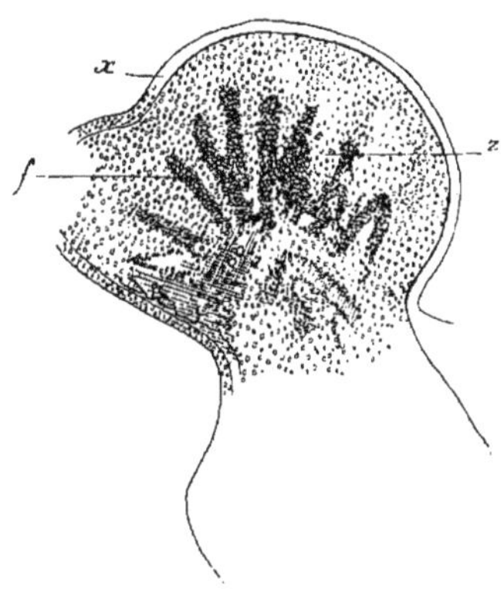


Fig. 17 (d'après Schenck).

Section transversale d'un membre chez un embryon humain à une époque où l'on ne peut distinguer extérieurement aucune phalange. On voit, sur cette coupe, les origines de neuf phalanges (neuf phalanges primitives) sans qu'on puisse dire celles qui sont définitives.

*x.* Épiblaste.

*f. z.* Mésoblaste : { *f.* Phalanges primitives. *z.* Espaces entre ces phalanges.

Avant l'apparition des sillons interdigitaux, les doigts sont représentés par des traînées cellulaires disposées en rayons comme les doigts futurs. Sur deux embryons, examinés par Schenck, ces traînées étaient plus nombreuses que les doigts. L'un d'eux en possédait jusqu'à neuf. Celles de ces traînées qui excèdent le nombre normal disparaissent habituellement. Quand elles persistent, elles sont l'origine des doigts surnuméraires, doigts dont l'existence ne peut s'expliquer que par l'atavisme.

Plus l'extrémité s'accroît, plus aussi s'allonge à son intérieur le rudiment des formations squelettiques, qui y prend aussitôt la configuration typique du segment du membre. En même temps survient la différenciation, dont la rapidité décroît à mesure qu'on s'éloigne de l'extrémité proximale.

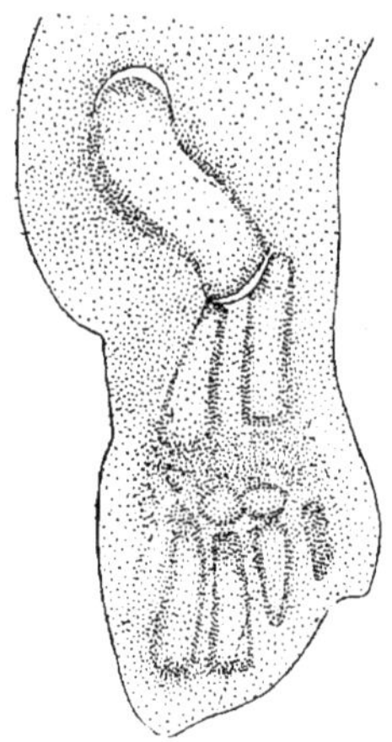

FIG. 18 (d'après une préparation de M. HENNEGUY).

Elle représente le membre thoracique droit d'un embryon humain ayant 12 mill. 1/2 de long. Ce membre était long de 2 mill. 1/2.

Le segment supérieur représente l'*humérus*.
Des deux segments moyens, celui qui est à gauche est le *radius* ; celui de droite le *cubitus*.

Plus bas sont deux petites pièces correspondant à la deuxième rangée, c'est-à-dire à la rangée distale du carpe. Les connexions de ces pièces avec les métacarpiens permettent de les dénommer. Celle qui est à gauche est le *carpien* 3 (grand os) et l'autre le *carpien* 4 (os crochu).

Les *métacarpiens* sont au nombre de quatre seulement. Le *premier*, celui du pouce, n'a pas encore paru, ce qui est d'accord avec les observations de RETTERER. Cet auteur a, en effet, remarqué que le 1er métacarpien se différenciait à l'état de cartilage à la même époque que les phalanges proprement dites. Or, à la suite des quatre métacarpiens apparus aucune phalange n'est encore dessinée.

Notons encore que le *cinquième métacarpien* est apparu hors rang, c'est-à-dire en dehors du carpien 4 (os crochu). Ce n'est que plus tard qu'il se met en rapport avec la face distale de ce carpien.

Une dernière remarque à faire, c'est que les *carpiens* 1 (trapèze) et 2 (trapézoïde), le *central* (tête du scaphoïde) et ceux de la rangée proximale : *radial* (base du scaphoïde), *intermédiaire* (semi-lunaire), *cubital* (pyramidal), ne sont pas encore indiqués.

Le mode de formation des cartilages est surtout facile à constater pour les rayons digitaux. Sur un embryon humain du deuxième mois, étudié par Kölliker, les métacarpiens formaient des cartilages distincts, mais ils n'étaient délimités à aucune de leurs extrémités. Un tissu foncé interposé les reliait, au contraire, aux cartilages du carpe, d'une part, et, de l'autre, à ceux des premières phalanges, les seules formées à cette époque. Le tissu intermédiaire était même rattaché à ces cartilages par une enveloppe formant une sorte de périchondre. A l'extrémité des phalanges, encore très courtes, ce tissu de revêtement constituait comme un petit appendice, et cette couche terminale du squelette des différents doigts était entourée partout d'un blastème indifférent, uniforme, sans caractère particulier pour les différents doigts.

Dans un embryon de lapin de dix-huit jours, le même auteur a vu que les troisième et quatrième doigts avaient chacun deux phalanges cartilagineuses, tandis que les deuxième et cinquième doigts, au contraire, n'avaient qu'une seule phalange, la première. Tous les orteils étaient terminés par une traînée de blastème non différencié de longueur variable, tantôt occupant seulement la place d'une articulation, tantôt répondant en outre à une portion de phalange plus ou moins différenciée, et non encore arrivée à l'état de cartilage.

Comment s'accroît le squelette du membre ? Ou bien à la zone terminale d'une rangée de phalanges, par exemple, vient toujours s'ajouter une nouvelle assise de cellules empruntées au blastème environnant et revêtant les caractères histologiques de celles qui existent déjà, ou bien le premier rudiment, une fois constitué, s'allonge par les seules forces de la multiplication de ses cellules, ainsi que cela se produit pour l'accroissement des glandes. Que ce soit, d'ailleurs, par l'un ou l'autre mode, toujours est-il que l'apparition successive des pièces du squelette l'une après l'autre rappelle ce qui a lieu d'une façon si nette dans la formation des protovertèbres. Dans tous les cas l'hypothèse d'une zone de blastème se segmentant successivement semble celle qui répond le mieux à l'ensemble des faits, (Kölliker).

## Passage du squelette de l'état cartilagineux à l'état osseux.

Dans leur passage de l'état cartilagineux à l'état osseux (*ossification enchondrale*), les pièces du squelette se présentent sous deux états intermédiaires successifs : 1° *l'état chondroïde;* 2° *l'état ostéoïde*. Ce mode d'ossification nous est offert par toutes les pièces squelettiques des membres, sauf par l'extrémité des phalangettes qui, ne passant point par l'état cartilagineux, possède un mode d'ossification spécial bien décrit par Herrmann et Robin. Ces deux auteurs ont donné le nom d'*ossification par substance préosseuse* à ce processus d'ossification.

Dans les cartilages non vasculaires l'ossification se fait par extension graduelle du point chondroïde. Mais, à partir d'une certaine époque, les vaisseaux pénètrent dans les cartilages du squelette fœtal, en suivant une marche analogue à l'apparition des segments cartilagineux, de la base du membre vers son extrémité libre. Les extrémités non pourvues plus tard de points complémentaires sont sillonnées de vaisseaux comme les autres. Seulement elles anastomosent de bonne heure leurs vaisseaux avec ceux de la diaphyse. Un cartilage synchondral non vasculaire sépare jusqu'au moment de la soudure la diaphyse de l'épiphyse. Quand le cartilage est vasculaire au moment de la production du point osseux primitif, l'ossification marche du centre vers la périphérie, comme dans les pièces du carpe, et non d'un point périphérique vers le centre, comme dans les diaphyses des os longs (Retterer).

Les modifications physiques et chimiques qui font passer les cartilages vasculaires à l'état chondroïde débutent à une certaine distance du point d'ossification. Mais, avant de passer à l'état ostéoïde, les points chondroïdes se réunissent au point central. Quand le point d'ossification primitif ne suffit pas pour produire l'ossification de tout un segment cartilagineux, il apparaît un ou plusieurs points d'ossification complémentaires qui sont partout précédés par la vascularisation du segment cartilagineux dans lequel il se produisent. C'est au niveau du point ostéoïde que la première anse capillaire pénétrera dans le cartilage. C'est donc là que débutera la production de la substance osseuse proprement dite. De la position des points chondroïdes et ostéoïdes, on peut donc conclure l'endroit précis où le premier vaisseau pénètre dans la pièce squelettique. Dans un os long qui se développe par deux points d'ossification, l'un pour le corps et l'une des extrémités, l'autre pour l'autre extrémité, c'est l'extrémité s'ossifiant par extension du point primitif qui active son ossification, alors que la plaque synchondrale marque encore nettement la limite entre la diaphyse et l'épiphyse (Retterer).

### Ossification des pièces du carpe.

Les cartilages du carpe s'ossifient ordinairement comme des épiphyses. Le cartilage commence par devenir vasculaire, et c'est à la suite de la pénétration des vaisseaux sanguins, qu'il devient chondroïde, se calcifie (état ostéoïde) et ensuite s'ossifie. Ces divers phénomènes débutent par le centre : l'ossification procède donc du centre à la périphérie, à l'encontre de ce qui se passe pour les points d'ossification primitifs des diaphyses des os longs. Aucun cartilage du carpe n'a jamais plus d'un point d'ossification. L'ossification commence par les cartilages du bord cubital, c'est-à-dire par les pièces squelettiques formant la charpente la plus solide de la main (RETTERER).

### Ossification des quatre derniers métacarpiens, des phalanges et des phalangines.

Chez l'enfant à la naissance, aucune extrémité des métacarpiens n'est encore vasculaire, quoique les pièces carpiennes soient sillonnées de vaisseaux. A dix-huit mois, les deux extrémités des métacarpiens sont vascularisées; il en est de même de l'extrémité proximale des premières phalanges, tandis que les parties cartilagineuses placées au-dessous ne le sont que vers deux ou trois ans (RETTERER).

Les métacarpiens et les phalanges se développent par un point d'ossification primitif dans un cartilage vasculaire. Les segments cartilagineux des métacarpiens et des deux premières phalanges commencent à s'ossifier en un point central, situé à égale distance des deux extrémités. Comme il est probable que la première anse vasculaire formera plus tard l'artère nourricière, le tronc nourricier est, au début, également distant des deux extrémités. L'artère se montre pénétrant dans une direction nettement perpendiculaire au métacarpien. Au fur et à mesure que l'on s'éloigne de cette période initiale, l'ossification s'étend plus rapidement dans un sens que dans l'autre, ou bien l'allongement d'une des extrémités cartilagineuse est plus énergique que celui de l'autre extrémité. Peut-être les deux phénomènes se produisent-ils simultanément? C'est surtout l'extrémité pourvue plus tard d'un point complémentaire qui s'accroît davantage en longueur (RETTERER).

La partie ossifiée du corps se termine, pour les métacarpiens, par une surface plane à l'extrémité distale, et par une surface convexe du côté de l'extrémité proximale; le canal nourricier se dirige vers cette dernière extrémité qui se développe aux dépens de la diaphyse. Sur les deux premières phalanges, la diaphyse a une surface plane pour l'extrémité proximale, et une surface convexe pour l'extrémité distale; le canal nourricier se dirige vers cette dernière extrémité qui se développe aux dépens de la diaphyse (RETTERER).

Dès 1834, BÉRARD, qui connaissait les rapports existant entre la direction du canal nourricier et l'ossification des métacarpiens et des phalanges, disait :

« 1° Dans un os long qui s'ossifie par deux points d'ossification, un pour le corps conjointement avec une des extrémités, un pour l'autre extrémité, c'est l'extrémité vers laquelle se dirige le conduit nourricier qui s'ossifie conjointement avec le corps; 2° la rapidité de la marche de l'ossification, à partir du centre d'un os long vers les extrémités, plus prononcée dans un sens que dans l'autre, est le résultat de la vitesse plus considérable du cours du sang dans la branche directe de l'artère nourricière que dans la branche réfléchie. »

### Ossification de la phalangette des doigts et des orteils.

Chez l'Homme, le Singe et les Mammifères domestiques, la phalangette osseuse, résulte de la fusion de deux portions : *A.* l'une provient de l'ossification enchondrale de la phalange cartilagineuse; *B*. l'autre, de la production de substance préosseusse à l'extrémité du segment terminal. La calotte de substance préosseuse se produit avant l'ossification enchondrale de la phalangine et de la phalangette, tandis que l'apparition des phalanges cartilagineuses suit une marche inverse, la phalangine se développant avant la phalangette (Retterer).

L'ossification du pied ressemble à celle de la main.

---

# CHAPITRE III

## SUITE DU DÉVELOPPEMENT DES MEMBRES CHEZ L'HOMME.

**Sommaire.** — Formules générales de l'ossification, d'après Kölliker. — Points d'ossification. — Tableau synoptique des points d'ossification des os des membres. — Os ayant un seul point d'ossification. — Os ayant deux points d'ossification. — Os ayant trois points d'ossification. — Os ayant quatre points d'ossification. — Os ayant cinq points d'ossification. — Os ayant huit points d'ossification. — Os ayant neuf points d'ossification. — Os ayant douze points d'ossification. — Époques où apparaissent les points d'ossification primitifs. — Époques où apparaissent les points d'ossification complémentaires. — Époques où ont lieu les soudures des points complémentaires entre eux ou avec les points primitifs, et celles des points primitifs entre eux. — Le premier métacarpien est-il une phalange? — Ossification des os du bras et de l'avant-bras, de la cuisse et de la jambe.

### Formules générales de l'ossification d'après Kölliker.

Cet auteur a résumé les phénomènes essentiels de l'ossification en un certain nombre de formules générales, qu'il nous a paru très important de reproduire d'une façon intégrale :

1° Dans les os longs les plus étendus, avec épiphyse aux deux extrémités, toujours l'un des points épiphysaires précède l'autre dans son apparition et se réunit aussi plus tard à la diaphyse. Celle-ci continue plus longtemps à croître en longueur du côté qui répond à cette même extrémité.

2° Dans les os longs de taille moindre, pourvus d'une seule épiphyse, c'est du côté de celle-ci que la diaphyse croît le plus fortement en longueur.

3° Toutes les épiphyses croissent plus fortement du côté de l'articulation que du côté de la diaphyse.

4° Toutes les apophyses et tous les bords revêtus de cartilage ont une croissance active (crête iliaque, base du scapulum).

5° Les os courts croissent d'une manière assez uniforme par toutes leurs faces revêtues de cartilage.

6° Pour tous les os des extrémités, les dépôts périostiques, les résorptions internes et externes jouent aussi un grand rôle, et ces os n'arrivent à leur forme définitive que par l'action réglée et simultanée de ces phénomènes et de l'accroissement du cartilage.

## Points d'ossification.

Les points d'ossification se divisent, d'après l'époque de leur apparition, en *primitifs* et *complémentaires*. Après avoir donné, en un tableau synoptique, le nombre des points d'ossification que présente chaque pièce du squelette des membres, nous étudierons rapidement la situation des points primitifs et complémentaires, ainsi que les parties qui en dérivent. Deux tableaux distincts feront connaître les époques où apparaissent les points primitifs et les points complémentaires. Un quatrième tableau indiquera les époques où ont lieu les soudures des points complémentaires, soit entre eux, soit avec les points primitifs, et aussi celles des points primitifs entre eux.

Enfin, après nous être occupé de la signification morphologique du premier métacarpien, nous terminerons par quelques remarques sur la situation et l'époque de l'apparition des premiers points complémentaires du bras et de l'avant-bras, de la cuisse et de la jambe.

Pour la confection de nos tableaux, nous avons utilisé

les résultats des recherches de M. le professeur SAPPEY, résultats que les recherches les plus récentes (RETTERER) n'ont fait que confirmer.

**Tableau synoptique des points d'ossification des os des membres.**

| | MEMBRE THORACIQUE. | MEMBRE ABDOMINAL. |
|---|---|---|
| Os ayant un seul point d'ossification : | .................. | Rotule. |
| | Scaphoïde.......... | Scaphoïde. |
| | Semi-lunaire....... | Astragale. |
| | Pyramidal. | |
| | Pisiforme. | |
| | Trapèze........... | 1er cunéiforme. |
| | Trapézoïde......... | 2e cunéiforme. |
| | Grand os........... | 3e cunéiforme. |
| | Os crochu.......... | Cuboïde. |
| Os ayant deux points d'ossification : | Clavicule. | |
| | .................. | Calcanéum. |
| | Métacarpien2....... | Métatarsien. |
| | Phalanges ......... | Phalanges. |
| Os ayant trois points d'ossification : | Radius. | |
| | .................. | Péroné. |
| Os ayant quatre points d'ossification : | Cubitus. | |
| | .................. | Tibia. |
| Os ayant cinq points d'ossification : | .................. | Fémur. |
| Os ayant huit points d'ossification : | Humérus. | |
| Os ayant neuf points d'ossification : | Scapulum. | |
| Os ayant douze points d'ossification : | .................. | Coxal. |

## Os ayant un seul point d'ossification.

Ce sont : tous les os du carpe, tous ceux du tarse moins le calcanéum, et la rotule ; au *carpe*, comme au *tarse*, les points d'ossification affectent une forme plus ou moins arrondie jusqu'au moment où ils ont acquis un développement assez considérable pour entrer en contact; on voit alors leurs facettes s'étendre peu à peu, à mesure qu'ils revêtent leur forme définitive. Celui de l'astragale se distingue des autres par ce fait qu'au lieu de rester longtemps sphéroïdal il ne tarde pas à s'allonger dans le sens antéro-postérieur, pour s'aplatir ensuite de haut en bas.

La *rotule* est le sésamoïde le plus important de l'économie. Son point d'ossification, central comme ceux des os du carpe et du tarse, s'étend dans tous les sens, mais plus rapidement vers la face profonde du tendon du triceps crural. Lorsqu'elle a atteint son complet développement, elle divise ce tendon en deux parties, dont l'une, supérieure, forme le tendon proprement dit, tandis que l'autre, inférieure, constitue le ligament rotulien.

## Os ayant deux points d'ossification.

Ce sont : la clavicule, les métacarpiens et les phalanges des doigts, les métatarsiens et les phalanges des orteils, et le calcanéum.

Le point primitif de la *clavicule* correspond au corps de l'os et à son extrémité scapulaire ou distale. Il se développe avec une telle rapidité que l'os se trouve en quelque sorte d'emblée envahi de sels calcaires sur son étendue tout entière. Dès que la clavicule se montre, elle a déjà une longueur de cinq millimètres; elle est cinq ou six fois aussi longue que l'humérus et le fémur. C'est seulement vers le milieu du troisième mois de la vie embryonnaire que ces os présentent une longueur égale à celle de la clavicule. Le point complémentaire de la clavicule apparaît au centre de sa facette sternale ou proximale; il rayonne du centre à la périphérie et ne tarde pas à recouvrir entièrement cette face.

Le point primitif des quatre derniers *métacarpiens* et *métatarsiens* produit, par extension graduelle, le corps et l'extrémité proximale (carpienne ou tarsienne), c'est-à-dire environ les 5/7 de l'os entier. Le point complémentaire répond à l'extrémité distale ou phalangienne.

Le point primitif du *premier métatacarpien*, du *premier métatarsien* et des *phalanges* donne le corps et l'extrémité distale. Le point complémentaire fournit l'extrémité proximale. L'ossification des phalanges commence par les phalangettes et se termine par les phalanges proprement dites.

Le point primitif du *calcanéum* envahit la presque totalité de l'os. Il est ovoïde, ou bien sa forme est celle d'un petit cylindre antéro-postérieur à extrémités arrondies. Au début, le point complémentaire répond à la moitié inférieure de la face postérieure de l'os. Il s'étend sur la face postérieure tout entière, puis sur la face inférieure, où il constitue les deux tubérosités; enfin il remonte jusque sur la face supérieure.

## Os ayant trois points d'ossification.

Ce sont le radius et le péroné.

Le point primitif du *radius* fournit le corps et une grande partie de l'extrémité proximale (humérale). Les points complémentaires sont l'un pour l'extrémité proximale, l'autre pour la distale (carpienne).

Le point primitif du *péroné* donne la totalité du corps de l'os, la moitié environ de l'extrémité proximale (fémorale) et une notable partie de la distale (tarsienne). Les deux points complémentaires sont l'un proximal, l'autre distal.

### Os ayant quatre points d'ossification.

Ce sont : le cubitus et le tibia.

Le point primitif du *cubitus* a la forme d'un petit cylindre d'un millimètre de long et occupant la partie moyenne de la diaphyse. En s'étendant, il produit non seulement le corps de l'os, mais une grande partie de ses extrémités, c'est-à-dire toute l'apophyse coronoïde et les deux tiers de l'olécrâne, plus la moitié supérieure de la tête. Des trois points complémentaires, il y en a deux pour l'olécrâne (extrémité proximale) et un pour la tête de l'os (extrémité distale). Le point olécrânien principal répond à la partie postéro-supérieure de cette apophyse, c'est-à-dire à l'insertion du triceps huméral. Le point olécrânien accessoire est placé sur le bec de l'olécrâne.

Le point primitif du *tibia* s'allonge rapidement et fournit au moins les 11/12 du total de l'os. Des trois points complémentaires, deux répondent à l'extrémité proximale (fémorale), le troisième à la distale (tarsienne). Le point proximal principal, placé au niveau du plateau articulaire, se développe beaucoup dans les sens transversal et antéro-postérieur; le proximal accessoire répond à la tubérosité antérieure.

### Os ayant cinq points d'ossification.

C'est le fémur. Le point primitif du *fémur* débute au centre de la diaphyse et s'étend rapidement vers les extrémités, surtout vers l'extrémité proximale dont il forme la plus grande partie; c'est de ce point que dérive le col fémoral. Des quatre points complémentaires, trois sont pour l'extrémité proximale (coxale) et un pour la distale (tibiale). Les trois proximaux donnent la tête, le grand trochanter et le petit trochanter; le distal occupe le tiers supérieur de la poulie fémorale.

### Os ayant huit points d'ossification.

C'est l'humérus. Le point primitif de l'*humérus* apparaît au niveau de la partie moyenne de la diaphyse, s'étend progressivement vers les extrémités, et produit à lui seul les 7/8 de l'os. Des sept complémentaires, trois répondent à l'extrémité proximale ou scapulaire (tête, grosse tubérosité, petite tubérosité), quatre à la distale ou antibrachiale (épicondyle, condyle, bord interne de la trochlée, épitrochlée).

### Os ayant neuf points d'ossification.

C'est le scapulum. Le point primitif du *scapulum* débute au centre de la fosse sus-épineuse, rayonne sur les bords et forme à lui seul la presque totalité de l'os. L'épine et la plus grande partie de l'acromion en dérivent.

Des huit points complémentaires, trois sont pour l'apophyse coracoïde, deux pour la cavité glénoïde, un pour l'acromion, un pour le bord marginal ou basilaire et un pour l'angle inférieur. Des trois points coracoïdiens, le principal répond au corps de l'apophyse coracoïde, l'accessoire à la partie supérieure de sa base, le troisième, inconstant, à son sommet. Le point glénoïdien principal occupe le tiers supérieur de la cavité glénoïde; l'accessoire, inconstant, est sur son bord interne.

Le point acromial, placé au sommet de l'apophyse acromiale, procède en général de la partie supérieure vers la partie inférieure de cette apophyse; il fournit la moitié externe de l'acromion, et est souvent constitué par plusieurs noyaux ou globules osseux allant à la rencontre les uns des autres. Le point basilaire ou marginal est aussi formé par la réunion de plusieurs noyaux osseux, dont l'un, plus considérable et plus précoce que les autres, est placé au niveau de l'angle de ce bord, c'est-à-dire au niveau de l'origine de l'épine scapulaire.

## Os ayant douze points d'ossification.

C'est le coxal. Des douze points du *coxal*, trois sont primitifs et neuf secondaires. Cet os, formé par la réunion de trois pièces (ilium, pubis, ischion) a quatre points d'ossification, un primitif et trois complémentaires, pour chacune de ces pièces. Les trois points primitifs apparaissent dans la cavité cotyloïde. Trois points complémentaires se montrent au fond de la même cavité, qui, de cette façon, se développe au moyen de six points osseux. Quant aux six autres points complémentaires, ils se répartissent de la façon suivante. Ceux de l'ilium répondent à la crête iliaque et à l'épine iliaque antéro-supérieure, ceux du pubis à l'épine et à l'angle pubiens, ceux de l'ischion à la grosse tubérosité et à l'épine sciatique. Ce dernier seul n'est pas constant.

### Époques où apparaissent les points d'ossification primitifs.

| | MEMBRE THORACIQUE. | MEMBRE ABDOMINAL. |
|---|---|---|
| 30e jour de la vie intra-utérine | Clavicule. | |
| 35e jour de la vie intra-utérine | ........................ | Tibia. |
| Du 30e au 40e jour de la vie intra-utérine | Humérus ........................ | Fémur. |
| | Cubitus ........................ | Péroné. |
| | Radius. | |
| Du 40e au 50e jour de la vie intra-utérine | Scapulum. | |
| Du 50e au 60e jour de la vie intra-utérine | ........................ | Coxal (*ilium*). |
| Milieu du 3e mois de la vie intra-utérine | ........................ | Métatarsiens. |
| 1re moitié du 4e mois de la vie intra-utérine | ........................ | Phalanges des orteils. |
| 4e mois de la vie intra-utérine | ........................ | Coxal (*ischion*). |
| Milieu de la grossesse | ........................ | Coxal (*pubis*). |
| 6e mois de la vie intra-utérine | ........................ | Calcanéum. |
| Derniers jours de la grossesse | ........................ | Astragale. |
| 1re moitié du 3e mois | 4 derniers métacarpiens. | |
| 2e moitié du 3e mois | 1er métacarpien. | |
| | Phalanges des doigts. | |
| 6 mois | ........................ | Cuboïde. |
| Un an | Grand os ........................ | 3e cunéiforme. |
| 12 à 15 mois | Os crochu. | |
| 2 ans 1/2 à 3 ans | Pyramidal. | |
| 3 ans | ........................ | Rotule. |
| | | 2e cunéiforme. |
| 3 à 4 ans | ........................ | 1er cunéiforme. |
| 3 à 5 ans | ........................ | Scaphoïde. |
| 4 à 5 ans | Semi-lunaire. | |
| 5 ans | Trapèze. | |
| 5 ans 1/2 | Scaphoïde. | |
| 6 ans | Trapézoïde. | |
| 8 à 10 ans | Pisiforme. | |

## Époques où apparaissent les points d'ossification complémentaires.

| | MEMBRE THORACIQUE. | MEMBRE ABDOMINAL. |
|---|---|---|
| Fin du 2e mois de la grossesse | ........ | Fémur (*point distal*). |
| Naissance | ........ | Tibia (*point proximal*). |
| 3 ou 4 mois | Humérus (*tête*). | |
| Début de la 2e année | ........ | Fémur (*tête*). |
| 15 à 18 mois | Scapulum (*point coracoïdien principal*).<br>........ | Tibia (*point distal*). |
| Fin de la 2e année | Humérus (*condyle*). | |
| 2 ans | ........ | Péroné (*point proximal*). |
| 2 ans à 2 ans 1/2 | Humérus (*grosse tubérosité*). | |
| 2 à 3 ans | Radius (*point distal*). | |
| 3 ans | ........ | Fémur (*grand trochanter*). |
| 3 ans 1/2 | ........ | Phalanges. |
| 3 ans 1/2 à 4 ans | Humérus (*petite tubérosité*). | |
| 4 ans | ........ | Péroné (*point distal*).<br>Métatarsiens. |
| 4 à 5 ans | Humérus (*épitrochlée*). | |
| 5 à 6 ans | Radius (*point proximal*).<br>4 derniers métacarpiens. | |

| Âge | MEMBRE THORACIQUE. | MEMBRE ABDOMINAL. |
| --- | --- | --- |
| 6 à 7 ans | Phalanges. | |
| 7 à 8 ans | 1er métacarpien. | |
| | ... | Calcanéum. |
| 7 à 9 ans | Cubitus (*point distal*). | |
| 8 ans | ... | Fémur (*petit trochanter*). |
| 12 à 13 ans | Cubitus (*point olécrânien principal*). | |
| 13 ans | Humérus (*trochlée*). | |
| | ... | Tibia (*tubérosité antérieure*). |
| 13 ans et quelques mois | Humérus (*épicondyle*). | |
| 13 à 14 ans | Cubitus (*point olécrânien accessoire*). | |
| 13 à 15 ans | ... | Coxal (*3 points cotyloïdiens*). |
| 14 à 15 ans | Scapulum (*point coracoïdien accessoire*). | |
| 14 à 18 ans | Scapulum (*acromion*). | |
| 15 à 16 ans | ... | Coxal (*crête iliaque et grosse tubérosité de l'ischion*). |
| 15 à 17 ans | Humérus (*extrémité distale*). | |
| 16 à 18 ans | Scapulum (*angle inférieur*). | |
| 18 ans | Scapulum (*cavité glénoïde*). | |
| | ... | Coxal (*épine du pubis*). |
| 18 à 20 ans | Scapulum (*bord marginal*). | |
| 19 à 20 ans | ... | Coxal (*angle du pubis*). |
| 20 à 22 ans | Clavicule. | |

**Époques où ont lieu les soudures des points complémentaires entre eux, ou avec les points primitifs et celles des points primitifs entre eux.**

| | MEMBRE THORACIQUE. | | MEMBRE ABDOMINAL. | |
|---|---|---|---|---|
| à 5 ans | Humérus | (3 *points proximaux entre eux*). | | |
| 6 à 7 ans | Phalanges. | | Coxal | (*Branche ischio-pubinne*). |
| 12 à 14 ans | ……… | ……… | Tibia | (*Deux points proximaux entre eux*). |
| 13 ans 1/2 | ……… | ……… | | |
| 14 à 15 ans | Scapulum | (*Point coracoïdien principal*). | | |
| | Cubitus | (*Points proximaux entre eux*). | | |
| 15 à 16 ans | ……… | ……… | Coxal | (3 *points primitifs entre eux*). (3 *cotyloïdiens complémentaires*). |
| | Humérus | (*Réunion du condyle à la trochlée*). *Épicondyle*). | | |
| | ……… | ……… | 2 1res phalanges. | |
| 15 à 19 ans | Cubitus | (*Extr. proximale*). | Coxal | (*Épine iliaque antéro-inf.*) |
| 16 ans | ……… | ……… | | |
| 16 à 17 ans | Humérus | (*Épitrochlée*). | Métatarsiens. | |
| | ……… | ……… | Phalangettes. | |
| | ……… | ……… | | |

| | MEMBRE THORACIQUE. | | MEMBRE ABDOMINAL. | |
|---|---|---|---|---|
| 16 18 ans | ... | ... | Tibia | (*Point distal*). |
| | ... | ... | Calcanéum. | |
| | Métacarpiens. | | | |
| 16 à 19 ans | Radius | (*Point proximal*). | | |
| 17 ans | ... | ... | Fémur | (*Grand et petit trochanters*). |
| 17 à 18 ans | Scapulum | (*Acromion*). | | |
| 17 à 20 ans | ... | | | |
| 17 à 22 ans | ... | ... | Fémur | (*Tête*). |
| 18 ans | ... | ... | Coxal (F.) | (*Grosse tub. de l'ischion*). |
| 18 à 19 ans | ... | ... | Coxal | (*Épine du pubis*). |
| 18 à 22 ans | ... | ... | Péroné | (*Point distal*). |
| 18 à 24 ans | ... | ... | Fémur | (*Point distal*). |
| 19 à 20 ans | ... | ... | Tibia | (*Point proximal*). |
| | Scapulum | (*Point glénoïdien*). | | |
| 19 à 22 ans | ... | ... | Péroné | (*Point proximal*). |
| 20 à 21 ans | Scapulum (F.) | (*Angle inférieur*). | | |
| | Cubitus (F.) | (*Point distal*). | | |
| 20 à 22 ans | Humérus (F.) | (*Extr. proximale*). | | |
| | Radius (F.) | (*Extr. distale*). | | |
| 21 à 22 ans | ... | ... | Coxal | (*Angle du pubis*). |
| 21 à 24 ans | ... | ... | Coxal (H.) | (*Grosse tub. de l'ischion*). |
| | ... | ... | Coxal | (*Crête iliaque*). |
| | Cubitus (H.) | (*Point distal*). | | |
| 21 à 25 ans | Humérus (H.) | (*Extr. proximale*). | | |
| | Radius (H.) | (*Point distal*). | | |
| 22 à 24 ans | Scapulum (H.) | (*Angle inférieur*). | | |
| | Scapulum | (*Bord basilaire*). | | |
| 22 à 25 ans | Clavicule. | | | |

## Le premier métacarpien est-il une phalange?

Meckel avait observé que le premier métacarpien a, comme les phalanges, un point complémentaire proximal, tandis que le point complémentaire des autres métacarpiens est distal. Mais il n'en avait tiré aucune conclusion. Plus tard Rambaud et Renault, se basant sur l'analogie que l'évolution du premier métacarpien offre avec celle des phalanges, conclurent que le premier rayon digital devait être considéré comme formé par trois segments phalangiens et dépourvu de segment métacarpien.

Retterer, qui se range à l'avis de ces derniers auteurs, a appuyé cette opinion d'un certain nombre d'arguments tirés de l'embryogénie, et que nous allons résumer aussi succintement que possible : 1° chez les embryons très jeunes, le tubercule qui représente le pouce apparaît après les quatre métacarpiens externes, en même temps que les phalanges; 2° sur un embryon de 3,6, les deux segments terminaux du pouce et des autres doigts sont cartilagineux : le premier segment du pouce (premier métacarpien) et des autres doigts (phalanges proprement dites) n'a qu'un point chondroïde; 3° le point d'ossification du premier segment du pouce apparaît en même temps que celui des phalanges.

Toutes ces considérations ont certainement leur importance. Mais suffisent-elles pour déposséder le premier segment du pouce de sa qualité de métacarpien et le faire passer au rang de phalange? « Jusqu'ici, dit Balfour, nous ne possédons aucune règle satisfaisante pour fixer la valeur que l'on doit attribuer au nombre et à la position des centres d'ossification. » Le radius a trois points d'ossification, tandis que son voisin le cubitus en a quatre, comme le tibia l'homotypique du radius, et que le péroné, voisin du tibia et l'homotypique du cubitus, n'en possède que trois. Le premier point complémentaire du cubitus et du radius est distal, celui du tibia et du péroné est, au contraire, proximal. Ces différences suffisent-elles pour détruire la parenté qui existe entre le radius et le cubitus, entre le tibia et le péroné, ou encore entre le radius et le tibia, le cubitus et le péroné? D'un autre côté, le carpien 3 (grand os) s'ossifie à un an et le carpien 2 (trapézoïde) à six ans, le tarsien 4 (cuboïde) à six mois et le tarsien 1 (1^er cunéiforme) à 4 ans. En quoi cette différence dans l'apparition des points d'ossification change-t-elle la valeur de ces pièces?

Par ses connexions avec les os du carpe (carpien 1 ou trapèze), avec les muscles du thénar et le premier interosseux dorsal, cet os est un métacarpien. D'ailleurs, si le pouce est, comme le veut Leboucq, et comme le pense Retterer lui-même, un doigt surajouté, qu'y a-t-il d'étonnant à ce qu'il se développe plus tard que les autres doigts, et à ce que son métacarpien n'apparaisse qu'après les autres? Il pourra se développer en même temps que les phalanges, et d'une façon analogue, sans avoir néanmoins la même signification. Tels sont les arguments que font valoir les partisans de la théorie qui veut que le pouce soit composé d'un métacarpien et de deux phalanges.

Entre ces théories extrêmes, celle qu'expose et professe M. Sappey nous paraît de nature à concilier les deux opinions en présence, puisqu'elle admet, comme on va le voir, que l'os en question n'est ni un métacarpien ni une phalange. Pour notre éminent maître, en effet, le pouce présenterait trois phalanges, comme les autres doigts. Seulement la première serait soudée au métacarpien, qui, représenté par l'épiphyse, n'existerait qu'à l'état de vestige.

La soudure de la phalange et du métacarpien serait due à l'atrophie de celui-ci. On voit, en effet, presque partout, les os rudimentaires se souder à leurs voisins. C'est ainsi, par exemple, que les côtes cervicales et lombaires se soudent avec les apophyses transverses correspondantes.

Le premier métatarsien se développant de la même façon que le premier métarcapien, tout ce que nous venons de dire sur celui-ci s'applique aussi à celui-là.

## Ossification des os du bras, de l'avant-bras, de la cuisse et de la jambe.

Dans les os du bras et de l'avant-bras, comme dans ceux de la cuisse et de la jambe, l'extrémité qui est le siège du point complémentaire le premier apparu est celle qui se soude la dernière.

Humérus. — L'extrémité supérieure (*proximale*) est le siège du premier point complémentaire qui apparaît dans la tête de l'os vers 3 ou 4 mois. Elle se soude la dernière au corps vers l'âge de 21 à 25 ans. L'extrémité inférieure (*distale*) est le siège du second point complémentaire, qui se montre au niveau du condyle à la fin de la deuxième année. Elle se soude la première au corps, de 15 à 17 ans.

Radius. — L'extrémité inférieure (*distale*) est le siège du premier point d'ossification complémentaire, qui croît vers 2 ou 3 ans. Elle se soude la deuxième au corps, de 21 à 25 ans. — L'extrémité supérieure (*proximale*) est le siège du deuxième point complémentaire, qui se développe de 5 à 6 ans. Elle se soude la première au corps de 16 à 19 ans.

Cubitus. — L'extrémité inférieure (*distale*) est le siège du premier point complémentaire, qui se manifeste de 7 à 9 ans. Elle se soude la dernière au corps de l'os, de 21 à 25 ans. — L'extrémité supérieure (*proximale*) est le siège du deuxième point complémentaire, qui paraît de 12 à 13 ans. Elle se soude la première, au corps de l'os, de 15 à 19 ans.

Fémur. — L'extrémité inférieure (*distale*) est le siège du premier point complémentaire qui se montre vers la fin du deuxième mois de la grossesse. Elle se soude la dernière au corps de l'os, de 18 à 22 ans. L'extrémité supérieure (*proximale*) est le siège du deuxième point complémentaire qui naît au niveau de la tête au début de la deuxième année. Elle se soude la première au corps de l'os, de 17 à 20 ans.

Tibia. — L'extrémité supérieure (*proximale*) est le siège du premier point complémentaire, qui se développe à la naissance. Elle se soude la dernière au corps de l'os de 18 à 22 ans. L'extrémité inférieure (*distale*) est le siège du deuxième point complémentaire, qui paraît à 17 ou 18 mois. Elle se soude la première au corps de l'os, de 16 à 18 ans.

Péroné. — L'extrémité supérieure (*proximale*) est le siège du premier point complémentaire, qui se manifeste à 2 ans. Elle se soude la dernière au corps de 19 à 22 ans. L'extrémité inférieure (*distale*) est le siège du deuxième point complémentaire, qui apparaît à 4 ans. Elle se soude la première au corps de l'os, à 18 ou 19 ans.

Tout ce qui précède démontre, de la façon la plus manifeste, l'exactitude de cette formule de Kölliker, que nous avons citée à la page 61. « Dans les os longs les plus étendus, avec épiphyses aux deux extrémités, toujours l'un des deux points épiphysaires précède l'autre dans son apparition et se réunit aussi plus tard à la diaphyse. Celle-ci continue à croître plus longtemps en longueur du côté qui répond à cette même extrémité. »

Humphry et Ollier ont démontré, par l'expérimentation, que l'humérus, le tibia et le péroné s'allongent surtout par leurs extrémités proximales (celles où apparaissent les premiers points complémentaires de ces os), tandis que le fémur, le radius et le cubitus s'accroissent plus rapidement par leurs extrémités distales; or, c'est au niveau de ces extrémités qu'apparaît le premier point complémentaire de ces trois derniers os.

Une dernière remarque à faire, c'est que l'extrémité des os du bras et de l'avant-bras qui est le siège du premier point complémentaire, est celle qui est le plus éloignée du coude, c'est-à-dire l'extrémité supérieure (*proximale*) de l'humérus et les extrémités inférieures (*distales*) du radius et du cubitus. Au membre abdomidal, au contraire, le premier point complémentaire se développe sur l'extrémité des os de la cuisse et de la jambe qui est la plus rapprochée du genou. Ce sont l'extrémité inférieure (*distale*) du fémur et les extrémités supérieures (*proximales*) du tibia et du péroné.

## CHAPITRE IV

### SUITE DU DÉVELOPPEMENT DES MEMBRES CHEZ L'HOMME : HOMOTYPIE DES MEMBRES THORACIQUES ET ABDOMINAUX.

**Sommaire.** — Homotypie des ceintures thoracique et abdominale. — Homotypie du bras et de la cuisse, de l'avant-bras et de la jambe, de la main et du pied.

### Homotypie des ceintures thoracique et abdominale.

L'apparition du métaptérygium (humérus, fémur) sur les parties latérales de ces ceintures divise, nous l'avons vu, chacune de leurs moitiés en deux plaques, l'une dorsale (scapulum, ilium), l'autre ventrale (coraco-procoracoïde, ischio-pubis). Puis, par suite de la non chondrification de la plaque ventrale en un point, apparaît un trou (coraco-procoracoïdien, ischio-pubien) qui subdivise cette plaque en deux parties secondaires, l'une antérieure (procoracoïde, pubis), l'autre postérieure (coracoïde, ischion). Cela étant donné, il est très facile d'établir l'homotypie des deux ceintures. Il est évident que le segment dorsal de l'une (scapulum) répond au segment dorsal de l'autre (ilium), que le segment ventral antérieur de la première (procoracoïde) a pour homotypique le segment ventral antérieur de la deuxième (pubis) et que le segment ventral postérieur de celle-là (coracoïde) est représenté par le segment ventral postérieur de celle-ci (ischion). Nous pouvons donc résumer ces homotypies, en quelque sorte évidentes, par le tableau suivant :

| | | | |
|---|---|---|---|
| ÉPAULE. | Scapulum........ | Ilium.. ...... ... | BASSIN. |
| | Procoracoïde..... | Pubis. .......... | |
| | Coracoïde....... | Ischion.......... | |

Ces homotypies sont faciles à établir chez les Vertébrés, qui, comme la Tortue (Reptiles), par exemple, ont les trois pièces de la ceinture thoracique aussi distinctes que celles de la ceinture abdominale. Mais il n'en est pas toujours de même, et chez l'Homme, par exemple, la comparaison de l'épaule et du bassin a offert pendant longtemps de très grandes difficultés. Tous les anatomistes sont d'accord pour reconnaître que l'ilium a pour homotypique le corps du scapulum. Mais quelle pièce représente le pubis, quelle pièce l'ischion? Pour GEGENBAUR, l'apophyse coracoïde constituerait un véritable coracoïde et serait, par conséquent, l'homotypique de l'ischion. Quant au procoracoïde, il ferait entièrement défaut et, par suite, le pubis ne serait pas représenté à l'épaule. Le tableau ci-dessous indique les homotypies de l'épaule et du bassin de l'Homme, d'après GEGENBAUR :

| | | | |
|---|---|---|---|
| ÉPAULE. | Scapulum (*corps*). | Ilium........... | BASSIN. |
| | ................. | Pubis.......... | |
| | Coracoïde (*apophyse coracoïde*). | Ischion......... | |

Mais à la suite de longues et patientes recherches sur l'ostéologie, et surtout sur la myologie comparée, M. le professeur A. SABATIER (de Montpellier) est arrivé à des résultats un peu différents de ceux de GEGENBAUR. Dans ce beau travail (1), que nous voudrions pouvoir analyser tout entier, mais que le temps restreint dont nous disposons nous oblige à effleurer seulement, SABATIER commence par

(1) A. SABATIER. Comparaison des ceintures antérieure et postérieure dans la série des Vertébrés (Montpellier, 1880).

poser en principe que : *les os étant faits pour les muscles plus encore que les muscles pour les os, il serait rationnel d'établir les homologies osseuses sur l'étude des parties musculaires plus encore que de faire dépendre uniquement les homologies musculaires de l'étude des os*. De là il tire ces conséquences très importantes : 1° d'une manière générale, et, sauf des exceptions dues à des modifications qu'il est facile d'expliquer, des os auxquels s'unissent les mêmes muscles seront homologues ; 2° là où certains muscles bien déterminés seront présents, l'élément osseux auquel ils se rendront le sera également ; 3° et là où des muscles feront défaut, l'élément osseux, auquel ils s'insèrent dans d'autres cas, doit faire aussi défaut.

S'appuyant sur son principe fondamental et les corollaires qu'il en a tirés, Sabatier est arrivé à trouver dans l'épaule de l'Homme non seulement le coracoïde, mais aussi le procoracoïde. C'est ce dernier même qui serait de beaucoup le plus développé des deux, car il ne serait autre que l'apophyse coracoïde. Cette apophyse serait donc l'homotypique du pubis : quant au coracoïde, il correspondrait au point osseux complémentaire qui se développe au sommet de la cavité glénoïde, et ce point glénoïdien serait l'homotypique de l'ischion. Le tableau suivant résume les déterminations du savant professeur de Montpellier :

| | | | |
|---|---|---|---|
| ÉPAULE. | Scapulum (*corps*). | Ilium............ | BASSIN. |
| | Procoracoïde (*apophyse coracoïde*) | Pubis .......... | |
| | Coracoïde (*point glénoïdien*)..... | Ischion.......... | |

Pour Sabatier, le deltoïde étant seulement représenté au bassin par le tenseur du fascia lata, qui répond à la portion du premier naissant de la base de l'épine du scapulum ou éminence scapulaire, au niveau du bord spinal de cet os, l'ilium manque d'une véritable épine comparable à l'épine du scapulum.

En admettant les homotypies telles que les a établies Sabatier, nous devons envisager autrement qu'on ne le fait d'habitude les sept points d'ossification normaux du scapulum. Nous admettrons donc trois points primitifs : 1° le premier pour le scapulum, le point primitif proprement dit; 2° le second pour le prococacoïde, le point principal de l'apophyse coracoïde; 3° le troisième pour le coracoïde, le point glénoïdien. Quant aux points complémentaires, voici comment ils sont répartis. Le coracoïde n'en a point; le procoracoïde en a un, le point placé à la partie supérieure de la base de l'apophyse caracoïde, et le scapulum en a trois : ceux du bord marginal, de l'angle inférieur, et de l'extrémité claviculaire de l'acromion. Si, comme nous le pensons, ce dernier doit être rattaché à la ceinture claviculaire, le scapulum n'aura plus que deux points complémentaires. Dans ce cas, le scapulum aurait en tout trois points, le procoracoïde deux et le coracoïde un seul.

Nous avons vu que chaque pièce du bassin avait constamment quatre points d'ossification, à l'exception de l'ischion qui n'en possédait parfois que trois. La diminution du nombre des points d'ossification de la ceinture scapulaire est en rapport avec la diminution du volume de ces pièces, et celle-ci dépend elle-même de ce que le nombre des muscles qui s'insèrent sur les pièces coraco-scapulaires est de beaucoup inférieur à celui des muscles qui prennent leur insertion sur l'os coxal. En effet, tandis que le scapulum et ses dépendances donnent insertion à seize muscles, trente-six muscles prennent insertion sur l'os coxal. Nous pouvons dire, non point comme le fait Sabatier, que les *os sont faits pour les muscles*, mais que les *os sont faits par les muscles*.

Jusqu'ici, dans cette question des homotypies, il n'a pas encore été question de la clavicule. C'est qu'en effet, à moins qu'elle ne soit représentée par l'arcade ilio-pubienne (HUXLEY), cette pièce osseuse n'a pas son homotypique au bassin, où jamais, dans la série des Vertébrés, nous n'avons vu apparaître des pièces comparables aux os dermiques de la ceinture claviculaire. GEGENBAUR nous a déjà montré comment le ménisque de l'articulation sterno-claviculaire est un débris de l'interclavicule que nous avons rencontrée chez les Batraciens anoures. Or, pour GÖTTE, cette pièce interclaviculaire résulterait de la soudure de deux pièces latérales, sans doute les deux sous-clavicules des Sturioniens, sur la ligne médiane. Notre ménisque dériverait donc de la sous-clavicule.

D'un autre côté, nous avons vu que l'extrémité claviculaire de l'acromion se développait par un point osseux particulier; or, il arrive parfois que la pièce osseuse qui est formée par ce point, au lieu de se souder à l'épine scapulaire, en reste indépendante et constitue un osselet intermédiaire à l'épine et à la clavicule, s'articulant avec ces deux os par arthrodie. Ne pourrait-on rapprocher cet os de le sus-clavicule des Sturioniens et des Téléostéens ou Poissons osseux? Ce rapprochement nous paraît du moins aussi rationnel que celui proposé par ALBERT GAUDRY, qui compare l'épine scapulaire tout entière à la sus-clavicule.

Pour nous résumer, nous dirons que notre ceinture claviculaire nous paraît offrir les représentants manifestes des trois pièces osseuses de la ceinture des Sturioniens :

1° *sus-clavicule* (l'extrémité claviculaire de l'acromion);
2° *clavicule* (la clavicule proprement dite);
3° *interclavicule* (le ménisque de l'articulation sterno-claviculaire).

## Homotypie du bras et de la cuisse, de l'avant-bras et de la jambe, de la main et du pied.

Nous avons vu comment jusqu'à la neuvième semaine de la vie fœtale, les membres thoraciques et abdominaux étaient orientés de la même façon, ayant leur face de flexion (palmaire, plantaire) tournée vers l'axe du corps, c'est-à-dire vers l'axe vertébro-sternal, le radius et le pouce, le tibia et le gros orteil placés du côté de la tête, le cubitus et l'auriculaire, le péroné et le cinquième orteil dirigés vers l'extrémité caudale. Nous avons exposé comment chaque membre, subissant au niveau de son articulation avec la ceinture correspondante, un mouvement de ROTATION inverse de 90°, la face de flexion du membre thoracique devenait antérieure et celle du membre abdominal postérieure. A la suite de cette rotation, le radius et le pouce, le tibia et le gros orteil deviennent internes, le cubitus et l'auriculaire, le péroné et le cinquième orteil externes. Enfin, nous avons dit comment HUXLEY, ALBRECHT, KÖLLIKER, ALEXIS JULIEN, A. SABATIER, pour établir l'homotypie des membres, les ont simplement ramenés à leur position primordiale.

Mais il nous faut maintenant insister un peu plus longuement sur cette homotypie et entrer dans des détails plus circonstanciés que ceux que nous avons donnés jusqu'ici. Pour cela, nous aurons principalement recours aux mémoires des deux anatomistes Français, ALEXIS JULIEN et A. SABATIER, qui ont traité cette question avec le plus de soin. Ces deux auteurs sont arrivés à des conclusions à peu près identiques, mais par des voies un peu différentes. Tandis que le premier s'est surtout basé sur l'embryogénie et l'anatomie comparées le deuxième a principalement tiré ses arguments de l'étude des insertions musculaires.

Le tableau qui suit est emprunté à l'excellent travail d'ALEXIS JULIEN. Dans ce mémoire (1), qui a pour épigraphe : *l'humérus n'est pas un fémur retourné*, l'auteur appuie de nombreux arguments la théorie de la rotation, qu'il expose avec une clarté et une précision très grandes.

Comme ce tableau renferme un certain nombre de mots techniques empruntés à l'anatomie comparée et employés dans le but que les parties homotypiques soient constamment désignées par les mêmes mots, quelques explications sont nécessaires.

Un bord, par exemple, est dit *céphalique*, lorsque, dans sa position primordiale, ou, ce qui revient au même, lorsque ramené à cette position, il est tourné du côté de la tête; il est *caudal*, lorsqu'il regarde vers l'extrémité opposée, c'est-à-dire vers l'extrémité caudale de l'embryon; *pleural*, quand il est tourné vers l'axe du tronc; *antipleural*, quand il est sur le côté opposé; enfin, *axial*, lorsqu'il regarde l'axe longitudinal passant par le milieu de l'avant-bras ou de la jambe (et non point par l'axe métaptérygial).

| HUMÉRUS. | | FÉMUR. | |
|---|---|---|---|
| Bord antérieur. | Pleural. | Bord postérieur. | Pleural. |
| Face postérieure. | Antipleurale. | Face antérieure. | Antipleurale. |
| Grosse tubérosité ou trochiter. | Céphalique. | Petit trochanter ou trochantin. | Céphalique. |
| Bord et face externes. | Céphaliques. | Bord et face internes. | Céphaliques. |
| Epicondyle. | Céphalique. | Tubérosité du condyle interne. | Céphalique. |
| Petite tubérosité ou trochin. | Caudale. | Grand trochanter. | Caudal. |
| Bord et faces internes. | Caudaux. | Bord et faces externes | Caudaux. |

(1) ALEXIS JULIEN. De l'homotypie des membres thoraciques et abdominaux (Congrès international d'anthropologie, août 1878 ; et Revue d'anthropologie de PAUL BROCA, janvier 1879).

| RADIUS. | | TIBIA. | |
|---|---|---|---|
| Bord et face antérieurs. | Pleuraux. | Bord interne et face postérieure. | Pleuraux. |
| Bord postérieur. | Antipleural. | Bord antérieur. | Antipleural. |
| Face externe. | Céphalique. | Face interne. | Céphalique. |
| Bord interne et face postérieure. | Axiaux. | Bord et face externes. | Axiaux. |
| CUBITUS. | | PÉRONÉ. | |
| Bord et face antérieurs. | Pleuraux. | Bord externe et face postérieure. | Pleuraux. |
| Bord postérieur. | Antipleural. | Bord antérieur. | Antipleural. |
| Face interne. | Caudale. | Face externe. | Caudal. |
| Bord externe et face postérieure. | Axiaux. | Bord et face internes. | Axiaux. |
| MAIN. | | PIED. | |
| Face antérieure ou palmaire. | Pleurale. | Face inférieure ou plantaire. | Pleurale. |
| Face postérieure ou dorsale. | Antipleurale. | Face supérieure ou dorsale | Antipleurale. |
| Pouce et bord correspondant à ce doigt. | Céphaliques. | Gros orteil et bord correspondant à cet orteil. | Céphaliques. |
| Auriculaire et bord correspondant à ce doigt. | Caudaux. | Petit orteil et bord correspondant à cet orteil. | Caudaux. |

Ainsi qu'on peut le voir, en jetant un coup d'œil sur le tableau ci-dessus, la grosse tubérosité de l'humérus répondrait au petit trochanter fémoral, et la petite tubérosité humérale au grand trochanter du fémur. Nous avons dit que SABATIER admettait la plus grande partie des conclusions d'ALEXIS JULIEN, mais, pour lui, le petit trochanter du fémur, au lieu d'être l'homotypique de la grosse tubérosité de l'humérus, représenterait la crête pectoro-deltoïdienne de cet os.

Avant la théorie de la rotation, qui nous paraît avoir définitivement tranché la question de l'homotypie des membres, CHARLES MARTINS (de Montpellier), avait émis une théorie que nous ne saurions passer sous silence ; car, outre qu'elle est extrêmement ingénieuse, elle a, pendant plus de vingt ans, rallié les suffrages de presque tous les anatomistes. Elle est connue sous le nom de théorie de la TORSION.

Partant de cette idée que l'*humérus* serait un *fémur retourné*, c'est-à-dire un os, dont le corps et l'extrémité distale (antibrachiale) auraient subi un mouvement de 180°, tandis que son extrémité proximale serait restée immobile, Charles Martins fait subir artificiellement au corps et à l'extrémité distale de cet os un mouvement de détorsion de 180° en sens inverse de celui qu'il suppose avoir été subi par ces parties. Cette détorsion opérée, la face de flexion des deux membres regarde en arrière et la face d'extension (coude, genou) en avant. Le radius et le pouce, le tibia et le gros orteil sont internes, le cubitus et l'auriculaire, le péroné et le cinquième orteil sont externes. Ainsi qu'on le voit, grâce à cet artifice, Charles Martins obtient des résultats à peu près identiques à ceux que donne la rotation, sauf toutefois pour ce qui concerne les extrémités proximales de l'humérus et du fémur.

Admettons un instant que le membre abdominal soit le membre typique et qu'il ne subisse aucun déplacement, chose qui, nous le savons, est contraire à l'embryogénie, et occupons-nous uniquement de la question de la torsion humérale. Cette torsion s'est-elle réellement produite, comme l'affirme Charles Martins, après l'avoir longtemps considérée pour *virtuelle*? Et d'abord est-il bien rationnel d'admettre qu'un os se torde sur lui-même plutôt que de se mouvoir dans la cavité articulaire qui est le siège habituel de ses mouvements normaux?

Pourtant, nous devons le reconnaître, l'humérus semble tordu sur lui-même, et entre l'empreinte deltoïdienne et la saillie des muscles épicondyliens se trouve une gouttière ordinairement désignée sous le nom de gouttière de torsion. Mais cette gouttière ne peut-elle s'expliquer par la présence des fortes saillies dues à de puissantes insertions musculaires? Pour nous, nous nous associons pleinement aux réflexions judicieuses que CAMPANA (1) a consacrées à l'étude de cette question dans son excellent article sur le développement des membres.

« L'humérus, dit CAMPANA, est, comme tous les autres os du reste, loin de présenter, pendant pendant qu'il se forme et s'accroît, tous les détails de la configuration qui lui appartiendra chez l'adulte. On peut constater, au huitième mois, que la diaphyse de l'os du bras, de même que toutes les autres diaphyses, en général, est lisse et arrondie, sans trace de saillies, dépressions, arêtes, surfaces inclinées, qu'il possède à l'état d'adulte. L'apparition successive de ces modifications superficielles n'est aucunement due à une action mécanique quelconque, résultant, par exemple, du fonctionnement musculaire. Une des principales causes de ces modifications consiste, d'après RAMBAUD et RENAULT, dans la formation plus ou moins tardive de couches osseuses, qui se produisent et se répartissent d'une manière inégale à la superficie de l'os, de préférence sur les régions qui donnent attache aux tendons et aux ligaments. Il n'y a pas plus de fibres tordues dans l'humérus que dans le fémur. La seule cause réelle de la torsion apparente doit être rapportée à l'inégale répartition de la substance osseuse de nouvelle formation, à l'ossification, à l'accroissement, et à la soudure des extrémités, et non à une déformation résultant de la substance déjà existante. »

Depuis VICQ d'AZYR, un très grand nombre d'anatomistes, y compris CHARLES MARTINS, considèrent la *rotule* comme l'homotypique de l'*olécrâne*. Mais, tandis que la rotule est un simple os sésamoïde développé dads l'épaisseur du tendon du triceps crural, et placé sur le prolongement de l'axe du tibia, homotypique du radius, l'olécrâne forme,

(1) CAMPANA : Dict. encyclopédique des Sciences médicales (article *Membres*).

au contraire, une partie essentielle du cubitus, son extrémité proximale, et représente, par conséquent, l'extrémité proximale du péroné. Seulement, tandis qu'au coude l'os le plus important est le cubitus, au genou, le péroné, l'homotypique du cubitus, est, au contraire, le moins développé. Mais il existe des Mammifères, tels que l'Ornithorhynque, muni d'une rotule prétibiale, chez lesquels l'extrémité proximale du péroné possède une forte apophyse péronéale, absolument comparable à l'olécrâne péronéale. La présence simultanée, au genou, d'une rotule et d'un olécrâne constitue contre l'assimilation de la rotule à l'olécrâne un argument suffisant. Il serait facile, d'ailleurs, d'en ajouter bien d'autres, tels, par exemple, que la présence d'une rotule dans le triceps brachial (Chauve-Souris).

Nous avons déjà eu l'occasion d'établir avec détail les homotypies des pièces du carpe et du tarse (page 34).

---

# CHAPITRE V.

## SUITE ET FIN DU DÉVELOPPEMENT DES MEMBRES CHEZ L'HOMME

**Sommaire.** — Développement des ARTICULATIONS des membres. — Développement de la FENTE ARTICULAIRE. — ÉPOQUE de la formation des articulations. — Développement des CARTILAGES articulaires — Développement des LIGAMENTS périarticulaires. — Développement des synoviales. — Développement des organes SÉSAMOÏDES périarticulaires. — Développement des MUSCLES, VAISSEAUX et NERFS des membres. — Développement des PRODUCTIONS CORNÉES sur les extrémités des MAMMIFÈRES. — Développement morphologique de l'ONGLE HUMAIN. — De l'INÉGALITÉ de développement des MEMBRES DROITS ET GAUCHES : Hypothèses sur l'ORIGINE des DROITIERS et des GAUCHERS.

### Développement des articulations des membres.

Nous avons vu que les moignons originels des membres sont formés par une masse uniforme de cellules mésodermiques embryonnaires, recouverte d'une couche épidermique en continuité avec l'ectoderme du corps de l'embryon et parcourue par de nombreux capillaires.

C'est dans ce tissu primitif qu'apparaissent successivement, de la base vers les extrémités libres du membre, des noyaux cartilagineux, premiers rudiments des os des membres. La partie axiale du bourgeon du membre est ainsi envahie dans sa totalité par le cartilage embryonnaire.

Ce cylindre, qui constitue le squelette primordial est-il continu, ou bien est-il primitivement séparé en segments distincts ? A cet égard, deux opinions sont en présence : HAGEN THORN (1882) BRUCH, admettent que ses segments cartilagineux se développent isolément et sont tout d'abord indépendants les uns des autres, étant complètement séparés par des bandes de tissu mésodermique non différencié. Pour Variot, qui, à l'occasion d'une thèse d'agrégation remarquable, a soumis à une critique sévère les travaux des auteurs Allemands, le cartilage embryonnaire serait continu.

« A la vérité, dit-il, on peut affirmer que la production « de substance hyaline entre les cellules du cartilage em- « bryonnaire se montre en des points séparés, mais rien « ne prouve que ces nodules soient séparés par des ban- « des de tissu mésodermique non encore différencié. L'é- « tude attentive à de forts grossissements, et à l'aide de « réactifs colorants variés, des noyaux constituant le « tissu interposé entre les cartilages déjà hyalins, sem- « ble bien indiquer, au contraire, que ces éléments sont « cartilagineux et que le tissu résultant de leur juxtapo- « sition diffère surtout du cartilage hyalin, par l'absence « de matière hyaline, et peut-être par la présence d'une « petite quantité de matière opaque interposée entre les « noyaux. »

Retterer, qui a repris récemment cette étude et qui l'a poursuivie sur un grand nombre d'embryons, a toujours vu chaque pièce cartilagineuse se former à part; c'est pourquoi il repousse, avec Hagen-Thorn, la préexistence d'un squelette primitif représenté par une masse cartilagineuse unique.

Plus récemment encore, Retterer (*Soc. Biol.*, 6 février 1866) a cherché à pénétrer plus avant dans l'étude de l'apparition des pièces cartilagineuses dans les membres. Il a vu que les phalanges, par exemple, se forment indépendamment les unes des autres et que chaque nodule cartilagineux se produit au sein du tissu conjonctif embryonnaire aux dépens de cellules qui ne sont que des dérivées du tissu lamineux embryonnaire. Dès que ces cellules, formant la couche *chondrogène* de l'auteur, ont apparu, elles élaborent la substance cartilagineuse amorphe qui les écarte les unes des autres. C'est ainsi que se développent successivement les nodules cartilagineux, premiers indices des segments squelettiques futurs. En suivant tous les stades d'évolution de ces nodules, on voit qu'ils restent constamment enveloppés de toutes parts par une couche chondrogène semblable à celle qui leur a donné naissance. L'accroissement en longueur et en épaisseur des pièces cartilagineuses se fait à leurs dépens. Il existe donc un moment où deux segments voisins, coiffés chacun de sa couche chondrogène, sont réunis et séparés en même temps par une zone de tissu embryonnaire primitif du membre.

Nous sommes là en présence des *disques intermédiaires, de la couche mésochondrale*, etc., des auteurs. On a beaucoup discuté sur la nature de ces productions; mais, quand on a suivi pas à pas le développement du tissu cartilagineux, on voit quelle est leur origine et leur composition : ce sont deux couches cellulaires en segmentation, n'ayant encore aucun des caractères de la substance cartilagineuse, et séparées l'une de l'autre par un interligne plein de tissu lamineux. Peu à peu, les deux couches chondrogènes évoluent de façon à se transformer en deux couches cartilagineuses, d'après le même mode que tout le segment.

Nous arrivons ainsi au stade ultime, marqué par la production de la substance cartilagineuse et précédant la formation de l'articulation. D'après Retterer, Variot (*loc. cit.*) n'a observé que cette phase et non pas le premier développement des pièces cartilagineuses. C'est là la raison pour laquelle cet auteur a rejeté la formation séparée et distincte des divers segments et qui lui a fait méconnaître la nature conjonctive des portions intermédiaires unissant primitivement les nodules cartilagineux.

Pour se convaincre de la réalité des faits annoncés par Retterer, on n'a qu'à comparer la réaction de la prétendue bande articulaire avec celle de la couche chondrogène, à n'importe quelle phase du développement. Les éléments de cette dernière ont ici la même évolution que partout ailleurs, c'est-à-dire que les cellules continuent à fabriquer autour d'elles la substance amorphe cartilagineuse. L'état jeune de ces cellules est indiqué par l'énergie avec laquelle elles fixent les réactifs colorants. De plus, ces éléments étant limités de tous côtés, la substance fondamentale s'y produit moins abondamment, et c'est sans doute parce qu'ils ne peuvent s'étendre en tous sens que les chondroplastes prennent un aspect de plus en plus aplati, au fur et à mesure qu'on s'approche de la cavité articulaire. Cette disposition des chondroplastes est difficile à interpréter dans la théorie de la fissuration ou de la liquéfaction. Mais on voit, en somme, qu'elle n'est que la conséquence naturelle de l'extension de la couche chondrogène, qui reste séparée de la voisine par une épaisseur de $0^{mm},01$ et moins, formée de substance amorphe.

Tels sont les faits de développement, dont la connaissance est indispensable, si l'on veut se rendre compte de l'établissement de la cavité articulaire.

Henke et Reyher ont montré que les premiers rudiments des articulations présentent, au début, la même épaisseur dans toute leur étendue, mais qu'à la périphérie ils débordent les surfaces articulaires autour desquelles ils forment un bourrelet circulaire comparable à de larges disques intermédiaires. Peu à peu, les rudiments des articulations se modifient, les bords s'épaississent, tandis que la partie centrale s'amincit, et, cette modification progressante, ils arrivent à ressembler à de forts bourrelets annulaires placés autour des extrémités des os jusqu'ici étroitement pressées l'une contre l'autre (Kölliker).

L'aspect est différent pour les articulations dans lesquelles il existera plus tard des fibro-cartilages interarticulaires, notamment à l'articulation radio-cubitale et à l'articulation du genou. Là, tous les auteurs admettent qu'il reste entre les surfaces cartilagineuses des fragments de mésoderme aux dépens duquel se développeront les éléments du fibro-cartilage.

Il nous semble difficile d'admettre que le processus diffère dans les deux ordres d'articulations, que le mésoderme persiste dans les unes, tandis qu'il devient cartilagineux dans les autres; nous voyons dans ce dernier fait une raison de plus pour repousser l'existence d'un cartilage primitivement continu.

### Apparition de la fente articulaire.

L'apparition, sous forme de fente, de la cavité articulaire, phénomène principal dans le développement des articulations, résulte d'un mécanisme assez compliqué. Kölliker admet que les extrémités des cartilages, en croissant à l'encontre l'une de l'autre, refoulent du centre à la périphérie le tissu du rudiment de l'articulation, jusqu'à ce qu'elles viennent elles-même en contact, en déterminant ainsi l'apparition de la cavité articulaire. Cependant, ajoute-t-il, ce processus peut être aidé par la production d'une solution de continuité dans les parties périphériques de l'articulation; il admet même que dans certaines articulations, celles avec disque intermédiaire, la solution de continuité est le facteur unique. En somme, Kölliker rapporte la production des surfaces articulaires et de la fente articulaire à des phénomènes de croissance; le tissu qui unissait ou soudait les cartilages opposés ayant disparu par le fait de la croissance de ceux-ci.

La production des surfaces articulaires doit donc être rapportée à des phénomènes d'accroissement, dans ce qu'elle a de typique et de primitif, puisque ces phénomènes se passent à une époque à laquelle il est impossible de songer à faire intervenir l'influence exterieure des actions musculaires; les actions mécaniques interviennent plus tard et concourent à l'achèvement définitif de l'articulation. Cependant, quelques lignes plus loin, Kölliker attribue un rôle important dans la production elle-même de cette solution de continuité à des actions mécaniques placées sous la dépendance des parties molles (muscles, tendons) adjacentes. Il se demande même si des phénomènes de ramollissement et de liquéfaction dans le tissu qui forme le rudiment articulaire n'ont pas une part dans la formation des articulations.

Bruch admet une déhiscence du tissu cartilagineux des extrémités articulaires. Luschka, Schulin, Hagen-Thorn rapportent les phénomènes qui produisent l'apparition de la fente à un processus de liquéfaction dans le tissu de la bande ou rudiment articulaire, dont les cellules grossissent et deviennent transparentes pendant que la substance amorphe interposée se ramollit. Henke et Reyher, remarquant que les masses musculaires présentent déjà une certaine importance au moment où apparaît la solution de continuité, font jouer un rôle important aux déplacements des surfaces articulaires sous l'action des muscles.

Variot décrit ainsi les phénomènes qui précèdent l'apparition de la fente articulaire : « J'ai vu, dans la bande articulaire, se différencier une ligne claire, pauvre en éléments figurés, séparant en deux la couche des cellules cartilagineuses, fusiformes et serrées, en sorte que, sans qu'il existe encore de cavité, les deux extrémités des segments cartilagineux sont déjà limitées par deux zones se colorant fortement par le carmin, qui seront plus tard les surfaces diarthrodiales. » Comme mécanisme de fissuration, Variot se rallie à l'opinion exprimée par Robin et Cadiat (art. Séreux, Dict. encyclop., p. 251), pour lesquels la production de deux plans contigus susceptibles de glisser l'un sur l'autre est la conséquence de phénomènes moléculaires, se passant au sein des éléments en voie d'évolution : « Comme dans le cas de la segmentation vitelline, la délimitation des deux surfaces de la cavité articulaire est le résultat de modifications moléculaires nutritives survenant dans les cellules, dont l'agglutination et l'adhésion premières par contiguité et enchevêtrement réciproque disparaissent ».

Nous connaissons aujourd'hui le mécanisme intime de la segmentation du vitellus; nous ne pensons pas que rien d'analogue se passe dans le tissu mésodermique ou cartilagineux du rudiment articulaire.

La cavité articulaire, dit Retterer, dont l'opinion se rapproche beaucoup de celle de Kölliker, commence à apparaître au point de rencontre des deux couches chondrogènes, et, suivant la configuration des segments en présence, elle apparaît au centre de l'article (énarthrose) ou à la périphérie (surfaces trochléennes).

Là où le contact ne s'est pas encore établi, les cellules de la couche chondrogène s'allongent, et un mince liseré d'éléments fibro-plastiques semble encore réunir les deux segments. Lorsque de la substance amorphe se sera produite autour de ces dernières cellules, le contact s'établira dans toute l'étendue de l'articulation ainsi complétée. Il résulte de cette transformation de la couche chondrogène en substance cartilagineuse une véritable rencontre de deux couches dures croissant à l'encontre l'une de l'autre et devenant contiguës.

Il semble inutile de faire intervenir la liquéfaction et la fissuration. Il est également inutile d'invoquer une action mécanique, puisque les cavités articulaires existent à une époque où les muscles ne sont pas assez développés pour amener un pareil résultat. « L'établissement des cavités articulaires n'est, en somme, que la conséquence de l'apparition séparée et distincte des segments cartilagineux et de la rencontre de deux couches chondrogènes évoluant l'une en face de l'autre. »

Nous croyons, avec Kölliker et Retterer, que la cavité articulaire, cavité toute virtuelle, notons-le bien, résulte de l'arrivée au contact des extrémités cartilagineuses qui ont crû à l'encontre l'une de l'autre, envahissant devant elles, au fur et à mesure de leur croissance, le tissu mésodermique qui les séparait primitivement. Ajoutons que ce processus de formation des surfaces et des cavités articulaires peut être observé dans les meilleures conditions, lorsqu'on étudie le développement des os sésamoïdes; ces os, qui naissent par des noyaux cartilagineux manifestement isolés dans le tissu mésodermique périarticulaire, entrent plus tard en rapport avec les os voisins, et des cavités articulaires naissent de leur contact.

En somme, le processus de formation des fentes articulaires, adopté d'abord par Kölliker, et, confirmé récemment par les recherches de Retterer, me paraît devoir être adopté pour toutes les articulations mobiles dont les surfaces se développent sur des segments cartilagineux séparés dès leur origine. D'après ce processus ces cavités ne se développent qu'au fur et à mesure que les parois opposées entrent en contact, après avoir envahi le tissu mésodermique qui les séparait primitivement.

### Époque de la formation des articulations.

D'après Kölliker, les articulations commencent à se faire remarquer après la première apparition du cartilage, sur des *embryons humains* de six à huit semaines; sur des embryons humains de quatre mois, toutes les articulations des extrémités des dernières phalanges sont constituées. D'après Variot, c'est vers deux mois et demi que se montrent les premières traces des fentes articulaires, et elles sont à peu près achevées à trois mois et demi.

### Développement des cartilages articulaires.

Les cartilages articulaires sont d'abord continus avec les cartilages de l'épiphyse; peu à peu, ces derniers sont envahis par l'os; mais, à un moment donné, le travail d'ossification s'arrête, et le cartilage d'encroûtement est constitué par la couche persistante du cartilage épiphysaire.

Les fibro-cartilages et les ligaments intra-articulaires se forment *in situ*, aux dépens du tissu mésodermique qui sépare les extrémités cartilagineuses, lesquelles ne viennent au contact qu'au centre de l'article. Le développement de la couche cartilagineuse que l'on rencontre à la surface de ces fibro-cartilages paraît être plus tardif (Herrmann, Robin, Variot).

### Développement des ligaments périarticulaires.

Pour ceux qui admettent la préexistence d'un cylindre cartilagineux continu, les ligaments péri-articulaires se développent aux dépens du périchondre, qui passe comme un pont sur les articulations primitives. Pour le plus grand nombre, ils résultent de la transformation des cellules embryonnaires du bourrelet mésodermique (Kölliker).

D'après Variot, à deux mois et demi, ils ne sont pas encore distincts autant que les ligaments propres ; à trois mois et demi ils sont bien apparents.

### Développement des synoviales.

Nous ne parlerons point du développement primitif des synoviales, qui suit les différents temps de l'apparition de la fente articulaire et des ménisques intra-articulaires; l'Embryologie confirme les résultats des recherches de MM. Herrmann et Tourneux, qui considèrent la couche de revêtement des synoviales comme une surface cartilagineuse de glissement. Plus récemment, M. Renaut (de Lyon), ayant repris l'étude du même sujet, est arrivé à des résultats identiques. Étudiant sur des fœtus de quatre mois et demi, il a vu que la portion centrale des cartilages articulaires est limitée par une couche mince qui se détache du cartilage sous-jacent après quelques minutes d'immersion; cette couche est formée d'une assise distincte, où le cartilage prolifère, puis se détruit incessamment en subissant l'évolution muqueuse. Cette couche molle, signalée par Luschka (bande de Luschka), constante chez le fœtus et chez l'enfant qui n'a pas marché, semble disparaître chez l'adulte, parce que, au fur et à mesure qu'elle se forme à l'état de pellicule mince, elle est détruite par les mouvements.

## Développement des organes sésamoïdes péri-articulaires.

Le mode de développement et l'époque d'apparition de ces organes ont été parfaitement mis en lumière par RETTERER, qui les a étudiés dans la série des Mammifères. Il a pu voir, sur un fœtus humain long de $\frac{9 \text{ c. m.}}{12}$ (quatre à cinq mois), que les deux sésamoïdes de l'articulation métacarpo-phalangienne du gros orteil existaient déjà à l'état de deux nodules cartilagineux hauts de 0 mm. 480, et d'un diamètre antéro-postérieur de 0 mm. 180. Sur un autre fœtus de 12 cent. sur 19 c. m. (cinq à six mois), les mêmes sésamoïdes avaient une hauteur de 1 mm., et un diamètre postérieur de 0mm.,75; sur la main d'un enfant de six ans et demi, les sésamoïdes étaient cartilagineux.

RETTERER a résumé les résultats de ses recherches dans les conclusions que nous reproduisons.

« Les organes sésamoïdes périarticulaires sont de deux sortes : les uns d'abord *cartilagineux*, *puis osseux*; les autres, *fibreux*. Les premiers s'observent aux articulations métacarpo et métatarso-phalangiennes chez les Solipèdes, les Ruminants, les Rongeurs, les Carnassiers, les Macaques et sur certains doigts de l'Homme et du Gibbon; à l'articulation phalango-phalangettienne des doigts chez les Solipèdes, les Ruminants et les Rongeurs. Les seconds se rencontrent aux articulations phalango-phalangettiennes des Carnassiers et aux articulations de la première avec la deuxième phalange chez les Solipèdes et les Ruminants.

« Les sésamoïdes osseux apparaissent à l'état de nodules cartilagineux de la même façon que le squelette cartilagineux, mais plus tard que les segments des rayons digitaux.

Chez les Ruminants et les Solipèdes, ils existent déjà, alors que la cavité articulaire n'est pas encore établie.

Les sésamoïdes parcourent les mêmes phases d'évolution que le squelette cartilagineux; ils deviennent vasculaires en même temps, ou peu après que les vaisseaux ont pénétré dans les extrémités cartilagineuses voisines. Ensuite ils s'ossifient du centre à la périphérie, chacun ne présentant qu'un seul point d'ossification.

Les sésamoïdes fibreux sont constamment formés de tissu fibreux, ce dernier ne se transformant jamais en tissu cartilagineux ni osseux. »

La rotule, le plus volumineux et le plus important des os sésamoïdes, apparaît dans l'épaisseur du tendon du triceps fémoral sous la forme d'un noyau cartilagineux, déjà visible au second mois. Suivant M. SAPPEY, l'époque à laquelle ce cartilage commence à s'ossifier est variable; chez quelques enfants, il contient un germe osseux à deux ans, chez d'autres, l'ossification ne commence qu'à quatre ou cinq; chez le plus grand nombre, elle débute à trois ans. KÖLLIKER place l'époque d'apparition du point osseux de un à trois ans. Ce point osseux s'étend dans tous les sens, mais plus rapidement du côté de la face profonde du tendon. Exceptionnellement, l'ossification débuterait par plusieurs points osseux (RUDOLPHI).

### Développement des muscles, vaisseaux et nerfs des membres.

Nous ne croyons pas devoir faire rentrer dans le cadre de ce travail sur « le développement des membres » l'histogénèse des divers tissus que ceux-ci contiennent; les lois qui la régissent étant ici les mêmes que dans le reste de l'organisme, nous nous appliquerons seulement à élucider, dans la mesure du possible, la provenance des divers éléments qui entrent dans la constitution des membres et les phénomènes principaux qui amènent ces éléments à leur constitution définitive.

Les rudiments des extrémités sont primitivement constitués par une masse de cellules embryonnaires et un revêtement ectodermique. C'est dans ce blastème homogène que naissent les muscles, les os, les parties de nature conjonctive, les vaisseaux et les nerfs, qui entreront dans la constitution définitive du membre. La provenance de ces matériaux divers est encore discutée.

*Muscles.* — L'origine des muscles, notamment, est encore très controversée ; pour les uns, les muscles naissent sur place et d'une façon indépendante ; pour d'autres, ils proviennent de la lame musculaire protovertébrale qui envahirait peu à peu les membres au fur et à mesure de leur allongement.

D'après Remak, les rudiments des extrémités du Poulet, au quatrième jour, ne se présentent déjà plus comme formées d'un tissu de cellules partout identique à lui-même : dans l'une des coupes le tissu est devenue plus transparent qu'à la périphérie ; la partie axile transparente se prolonge au delà du membre et *paraît* en continuation directe avec les trois lames dérivées des masses vertébrales primitives. Mais Remak ne dit pas si la substance claire résulte d'une différenciation sur place du blastème des extrémités, ou si elle a pénétré secondairement dans l'axe du membre par allongement des trois lames dérivées des masses vertébrales primitives.

En raisonnant par analogie avec ce qui se passe pour les muscles de la paroi ventrale, on serait conduit à faire dériver le système musculaire des membres des masses vertébrales primitives. En effet, on peut voir, sur l'embryon de Poulet, l'accroissement et l'allongement progressif des lames musculaire, nerveuse et osseuse, qui envahissent le feuillet cutané primitif et *semblent* pénétrer dans son épaisseur.

Kölliker a figuré (fig. 137 éd. fran. 1882) une coupe transversale d'un embryon de Poulet à la phase d'apparition des extrémités postérieures; sur cette figure on peut voir que la lame musculaire s'étend un peu dans l'intérieur de l'extrémité. Il avoue cependant qu'il lui est impossible de décider avec certitude entre les deux hypothèses. Comme Remak, il laisse la question indécise, malgré que l'analogie offerte par la formation des muscles de la paroi ventrale plaide suffisamment en faveur de l'hypothèse qui fait naître ces muscles de l'extension de la lame musculaire primitive. Un peu plus loin, Kölliker revenant sur le même sujet, paraît se déterminer en faveur de l'opinion qui fait naître les muscles des extrémités sur place, mais aux dépens d'éléments qui étaient primitivement en continuité avec la lame musculaire. « Il semblerait que le bord de la lame musculaire, au point où il rencontre le rudiment de l'extrémité, passe à l'état d'une masse cellulaire indifférente, mais appartenant toujours à la protovertèbre, et que ce soit cette masse qui pénètre dans le rudiment de l'extrémité pour en produire secondairement les muscles. »

His admet que les muscles innervés par les branches dorsales des nerfs spinaux sont les seuls qui dérivent des lames musculaires, tandis que tous les autres, tels que les muscels viscéraux et pariétaux, et, par suite, les muscles des extrémités, sont des produits indépendants de la paroi latérale du corps.

Kleinenberger a observé, chez les Lacertiens, une extension des plaques musculaires dans les membres; il dit également que pour la Tortue les muscles des extrémités proviennent des lames musculaires. Götte est arrivé aux mêmes conclusions pour les Batraciens.

Pour Balfour « les muscles des membres des Sélaciens naissent, en même temps que le squelette cartilagineux, sous la forme de deux bandes de fibres longitudinales situées sur les faces dorsale et ventrale des membres. Les cellules qui leur donnent naissance dérivent des plaques musculaires. Aux points où les extrémités de ces plaques atteignent le niveau des membres, elles se recourbent en dehors et pénètrent dans le tissu de ces derniers. *De petites portions de plusieurs plaques musculaires viennent ainsi se placer dans l'intérieur des membres et ne tardent pas à se séparer du reste de ces plaques.* Elles perdent bientôt leurs caractères primitifs : on ne peut guère douter cependant qu'elles ne fournissent les éléments nécessaire à la formation des muscles des membres. Après avoir envoyé aux membres ces bourgeons, les plaques musculaires elles-mêmes s'étendent vers le bas et ne présentent bientôt plus aucune trace de ce bourgeonnement. » Balfour admet donc que les muscles des membres dérivent des plaques musculaires.

Les muscles des membres de l'Homme apparaissent dans le cours du deuxième mois, mais ils sont alors pâles et à peine distincts de leurs tendons. Au quatrième mois il sont plus épais et rougeâtres. Les muscles de la main et de la jambe apparaissent avant ceux du bras et de l'avant-bras (Tarnier et Chantreuil). Ces muscles se montrent sous la forme de deux lames, l'une dorsale répondant aux extenseurs, l'autre ventrale représentant les fléchisseurs. Ruge a vu que les interosseux de la main et du pied, situés au début sur la face palmaire des métacarpiens et plantaire des métatarsiens, n'acquièrent leur position définitive que plus tard. Pour le pied, par exemple, ce phénomène ne se produit que lorsque le segment du membre abdominal a atteint 1 cent. 6.

*Vaisseaux.* — Les vaisseaux des membres naissent, comme dans tous les autres points, par pénétration et allongement des canaux déjà existants, avec participation de certains éléments des rudiments des extrémités elles-mêmes à la constitution des vaisseaux (Kölliker).

Le développement des vaisseaux est corrélatif à celui des organes. Les artères des membres thoraciques dérivent directement des portions persistantes des arcs aortiques. Des artères ombilicales on voit partir de petits vaisseaux qui se distribuent aux organes pelviens et aux extrémités abdominales naissantes, ce sont les artères iliaques. Quant aux veines, elles se forment et grandissent parallèlement aux artères du même nom (Herrmann et Tourneux).

*Nerfs.* — Pour les nerfs, il est facile de démontrer que ce sont des branches des nerfs spinaux qui se prolongent dans les extrémités (Kölliker).

Il est infiniment probable que les nerfs périphériques eux-mêmes ne sont primitivement que des prolongements de l'axe cérébro-spinal (donc d'origine épiblastique), le mésoblaste ne fournissant que les enveloppes et les vaisseaux (Herrmann et Tourneux).

### Développement des productions cornées sur les extrémités des Mammifères.

Chez tous les Mammifères et chez d'autres Vertébrés (Oiseaux, Reptiles) on rencontre, au niveau de la troisième phalange, des productions cornées qui revêtent des formes diverses en rapport avec la forme des extrémités et l'usage auquel l'animal les emploie. Ces productions ont reçu des noms divers : *Griffes* chez les Carnassiers et les Rongeurs, *Sabots* chez les Porcs, les Ruminants et les Solipèdes, *Ongles* chez les Singes et chez l'Homme. Duméril le premier a signalé les rapports qui existent entre la forme de la dernière phalange des doigts chez les Mammifères et les configurations si variables que prend la substance cornée à ce niveau, et il a montré que la forme des ongles reproduit le moule que lui a fourni la première phalange.

Nous savons aujourd'hui que griffes, sabots, ongles, sont constitués par des éléments épidermiques ayant la structure des cellules épithéliales et qu'au point de vue chimique ce sont des variétés d'une même substance albuminoïde, bien que leur aspect, leur texture et leurs propriétés physiques puissent être bien différents.

Le développement du tissu épidermique suit la même loi partout et les modifications qu'il peut présenter dans chaque variété d'organes sont secondaires. Les recherches de Retterer sur le développement des productions cornées chez les Mammifères ont prouvé que l'évolution des extrémités et des organes cornés qu'elles présentent est analogue chez tous les Mammifères et que la formation de ces parties, leur développement, leur constitution et leur reproduction suivent les mêmes lois dans toute la série. Nous décrirons seulement le développement de l'ongle de l'Homme et nous signalerons ensuite les homologies qui existent entre cet organe et les productions cornées des extrémités chez les autres Mammifères.

### Développement morphologique de l'ongle humain.

Avant le troisième mois, le revêtement épidermique de la troisième phalange est formé par un épiderme semblable à celui qui recouvre le reste du corps ; et les extrémités des doigts ne présentent aucune modification annonçant la production de l'ongle. Vers le troisième mois on voit se produire, sur la partie antérieure et supérieure de la troisième phalange, les premiers phénomènes qui marquent le début du développement de l'ongle.

Le développement de l'ongle commence au troisième mois par la formation du lit de l'ongle, et les limites de ce lit se forment par une prolifération périphérique de la peau qui vient ainsi en former les bords. L'épiderme qui recouvre ce lit est d'abord composé, comme sur le reste du membre, par ses deux couches ordinaires. Au troisième mois, des modifications surviennent dans la couche de Malpighi, dont les éléments prennent une forme allongée et polygonale, tandis que la couche cornée est formée de cellules polygonales à noyaux. Au quatrième mois, on voit apparaître entre ces deux couches une couche unique de cellules pâles, aplaties, polygonales et nucléées. Solidement adhérentes entre elles, ces cellules, qui forment une couche intermédiaire aux deux précédentes, peuvent être regardées comme le premier vestige de la substance même de l'ongle qui, à son début, est ainsi tout entier contenu dans l'épaisseur de l'épiderme, sous la forme d'une lame muqueuse quadrangulaire située entre la couche muqueuse et la couche cornée. Les éléments qui le composent primitivement sont d'une extrême petitesse et proviennent, sans aucun doute, d'une transformation des cellules de la couche muqueuse. Un peu plus tard, l'ongle s'épaissit par l'addition de nouvelles cellules à sa face profonde, tandis qu'il gagne en surface par l'adjonction de nouvelles cellules sur ses bords (Kölliker, Sappey).

Dans un travail récent, M. Renaut a ajouté à ces notions classiques d'embryologie des indications précises sur la formation et l'individualisation de la matrice onguéale, du derme sous-ongueal et sur ses rapports avec le périoste de la troisième phalange.

Le germe onguéal, que M. Renaut appelle *l'organe de l'ongle*, est constitué par un bourgeon ectodermique disposé en nappe planiforme; ce plan ectodermique, formé par une invagination des couches de Malpighi, s'enfonce comme un coin dans l'épaisseur du tissu dermique, en faisant avec l'axe longitudinal du doigt un angle de 45°.

L'ongle fœtal, compris, *moulé* dans ce pli du corps muqueux, repose ainsi sur un lit formé par l'ectoderme malpighien, et est recouvert d'une couche épidermique. Cette couche épidermique a reçu des noms différents : pour Unna, c'est *l'éponychium;* pour Ranvier, c'est *l'épidermicule;* pour Arloing, le *périonyx;* Sappey la désigne, chez l'adulte, sous le nom de *couche cornée sous-onguéale*. L'ensemble du lit et de la couche épidermique superficielle forme le *pli onguéal;* le fond de ce pli, formé par la jonction des deux parties qui le composent, constitue la *matrice* de l'ongle.

Chez le fœtus de 11 centimètres on peut déjà distinguer, dans le germe de l'ongle, formé de cellules du corps de Malpighi, trois plans bien distincts : l'un profond, ou couche du lit onguéal, l'autre superficiel ou couche du manteau (éponychium), le troisième, moyen, ou *couche du limbe*. Remarquons qu'à ce moment les cellules les plus superficielles de l'ectoderme fœtal n'ont pas encore subi la kératinisation. Les cellules de la couche génératrice de l'ongle, absolument semblables à celles de l'ectoderme antérieur ou postérieur à la ligne du germe, restent d'abord perpendiculaires à la lame du derme, tandis que dans le fond du sillon onguéal elles se disposent exactement comme au fond d'un sillon interpapillaire. Dans le limbe onguéal, elles se dirigent parallèlement à l'incisure onguéale et croisent par conséquent la direction des lits de cellules superficielles (Renaut).

Tels sont les premiers phénomènes qui se passent du côté du bourgeon ectodermique. Il y a également délimitation de la partie du derme qui produira l'ongle futur. Le derme sous-onguéal répond à la face profonde du bourgeon, mais arrivé sur les confins de celui-ci, il se réfléchit pour s'avancer sur une certaine longueur au-dessus de la base de l'ongle. Le derme sous-onguéal a aussi reçu le nom de *lit de l'ongle*, nous l'appellerons *lit dermique* pour le distinguer du précédent; sa partie postérieure et la gouttière qu'elle forme en se réfléchissant ont reçu le nom de *matrice de l'ongle;* enfin on donne le nom de *repli* ou *derme sous-onguéal*, ou encore de *manteau dermique*, à la partie du derme qui recouvre le sommet du bourgeon.

Le derme sous-onguéal et le manteau dermique sont formés par une lame de tissu connectif, *fibreux dès l'origine* (Renaut), et entièrement soudée à la face dorsale du squelette; des vaisseaux sanguins se développent d'arrière en avant par une série de fusées horizontales, desquelles partent les vaisseaux arciformes postéro-antérieurs du lit de l'ongle. L'ectoderme, en bourgeonnant dans l'intervalle des fusées vasculaires longitudinales, formera les sillons et les crêtes du lit onguéal (Renaut).

En avant, le lit de l'ongle est limité par un sillon formé par la brusque réflexion du lit onguéal, c'est *l'angle de l'ongle* (Renaut) ou *rigole sous-onguéale* (Arloing). Le développement donne la raison de cette disposition anatomique. Pour Renaut, ce sillon résulte de la présence d'un trousseau fibreux parti du système fibreux qui entoure le squelette du doigt et qui va rejoindre à ce niveau le système fibreux du lit dermique de l'ongle. « Ce ligament nettement dessiné chez le fœtus, long de 11 cm., divise une coupe faite suivant l'axe longitudinal du doigt, en deux étages tout à fait distincts : l'un, situé au-dessus du ligament, répond à la région du manteau, du lit et de l'angle de l'ongle ; l'autre, situé au-dessous, répond à la lame vasculaire de la pulpe. Cette lame de la pulpe, formée de tissu embryonnaire lâche, court sur la face inférieure du doigt, se relève sur ses faces latérales et dessine à son extrémité, en se développant, la pulpe digitale antérieure. C'est son relèvement général dans tous les sens qui détermine ainsi la sertissure de l'ongle. »

Retterer *(loc. cit)* se demande si le rôle de ce ligament fibreux est assez important pour déterminer la brusque réflexion en bas du lit onguéal. Il remarque que sur l'embryon, alors qu'il n'existe aucune trace de l'ongle, la phalangette n'occupe pas l'axe central du bout des doigts, mais qu'elle est beaucoup plus rapprochée de la face dorsale. Pour cet auteur, le rôle essentiel dans la délimitation du lit de l'ongle appartient au développement plus considérable des couches épithéliales dans toute la région onguéale. « C'est l'accroissement de la portion épidermique qui repousse sur les bords, aussi bien qu'en arrière, la partie la plus antérieure du derme et détermine les sillons déjà bien marqués sur le fœtus de 7 cm., 10 ».

Retterer, d'accord avec M. Renaut, signale l'apparition des papilles du derme sous-onguéal sur le fœtus de 7$^{cm}$, 10, contrairement à Unna, qui indique leur présence seulement à la fin de la période fœtale.

L'*aire pigmentée* (lunule) résulte de modifications qui surviennent dans l'épiderme de la matrice onguéale dès la période fœtale ; sur l'embryon de quatre à cinq mois, on peut déjà constater un renflement épidermique en forme de croissant sur la portion antérieure de la matrice onguéale. C'est en ce point que les cellules du corps muqueux subissent des modifications différant de celles de l'épiderme en général et qui aboutissent à la production de la substance cornée onguéale. Jusqu'à l'apparition de l'aire pigmentée, il n'y a pas d'ongle à proprement parler; plus tard, ce sera encore l'aire pigmentée qui présidera à l'accroissement de l'ongle, comme elle a présidé à sa formation (Unna, Renaut, Retterer).

M. le professeur Sappey fait jouer à la matrice de l'ongle le rôle principal : « elle joue à l'égard de l'ongle le même rôle que la papille des follicules à l'égard des poils ». Il reconnaît aussi que le derme sous-onguéal prend part à la formation et à l'accroissement de l'organe. Kölliker attribue également la production des lamelles cornées de l'ongle à toute la couche muqueuse du lit de la matrice; mais il admet que la production des lamelles est plus abondante au fond de la rainure qu'à la surface du lit.

Ainsi produit et poussé en avant, l'*ongle primitif*, toujours recouvert de l'épidermicule, s'avance par-dessus le lit de l'ongle; vers la fin du sixième mois, il rompt l'éponychium et montre son bord libre. Pendant le neuvième mois de la grossesse, l'épidermicule (éponychium, périonyx) commence à se détruire dans son milieu d'avant en arrière; après la naissance, cette destruction continue, mais elle ne s'achève jamais; en effet, la périphérie de cette lame persiste toujours et constitue notre périonyx (Arloing).

Du 90ᵉ au 120ᵉ jour, les ongles se montrent sous la forme de petites plaques minces et membraneuses; du 120ᵉ au 150ᵉ, ils prennent une consistance cornée; du 180ᵉ au 210ᵉ jour, les ongles déjà plus longs n'arrivent pas encore à l'extrémité des doigts; du 210ᵉ au 240ᵉ, les ongles recouvrent toute la dernière phalange; sur le fœtus à terme, les ongles ont la dureté de la corne; ils recouvrent et dépassent l'extrémité des doigts, mais non pas celle des orteils (PINARD).

*Homologie de l'ongle de quelques Primates et des productions cornées digitales des Mammifères.* — Peut-on rapporter à un type commun, à une forme originelle les variétés de formes observées dans les productions cornées? J. E. BOAS (Morph. Jahrbuch 1884, cité en th. RETTERER) a comparé entre elles les productions cornées que l'on rencontre aux extrémités des membres chez un certain nombre d'animaux *adultes* (Homme, Singe, Rat, Hérisson, Chien, Rhinocéros, Cheval, Ruminants), et il a conclu de ses observations que la forme originelle de toutes ces productions est la griffe des Carnassiers et des Rongeurs. M. RETTERER, dont le travail met si bien en évidence les analogies de structure et de développement de ces organes, se refuse à conclure, et demande un supplément d'enquête; il donne, comme motif principal de sa détermination, qu'il a toujours vu des distinctions essentielles propres à chaque groupe s'établir, dès le début, dans les pièces squelettiques et dans les productions cornées. Il nous semble que le théâtre est un peu petit pour des observations de ce genre et que l'on est en droit de conclure, de ce qui se passe dans les extrémités envisagées dans leur ensemble, à une évolution analogue pour chacune des parties qui les composent.

RETTERER rapporte la cause prochaine de la forme et de l'étendue de l'ongle chez l'Homme aux mêmes causes qui régissent la forme et l'étendue des productions cornées des Mammifères : 1° a la configuration du bout terminal de la phalangette; 2° au développement inverse des tissus sous-cutanés de la face dorsale, d'une part, des côtés latéraux et de la face palmaire d'autre part. Il en est de même chez les divers Mammifères (Duméril).

Jardon (Th. de Paris, 1836) établit le premier l'homologie entre l'ongle de l'Homme et le sabot des Solipèdes. Retterer, s'appuyant sur une étude approfondie des phénomènes morphologiques du développement et des connexions, a pu préciser et montrer que la partie dorsale de la griffe des Carnassiers et des Rongeurs est l'homologue de l'ongle de l'Homme.

Chez les divers Mammifères, le derme et l'épiderme qui révêtent la 3e phalange sont constitués d'une façon identique. Le premier est lisse et est formé de tissu conjonctif jeune. Le second n'est composé que d'une ou de deux assises épithéliales possédant les caractères des cellules de Malpighi. Selon la forme de la phalangette, le tissu corné prend une extension plus ou moins notable. « Pendant que chez l'Homme le pli ectodermique supérieur, « les plis latéraux et le sillon antérieur limitent la production cornée à la face dorsale du bout des doigts, on « remarque, chez les Carnassiers et les Rongeurs, une extension latérale beaucoup plus prononcée de l'invagination « supérieure, l'absence du sillon antérieur et une invagi- « nation semblable de l'ectoderme à la face palmaire. Au « lieu de la pulpe palmaire qui termine le doigt de l'Homme, « il y a en cet endroit production de substance cornée « chez ces animaux. C'est ainsi que se forme l'étui corné « qui entoure toute la portion terminale de la 3e phalange « des Carnassiers et des Rongeurs. » (Retterer, loc. cit. p. 221). Cependant, chez les animaux un coussinet plantaire subsiste au-dessous du repli sous-onguéal. Il correspond manifestement à la portion supérieure de la pulpe palmaire chez l'Homme.

Chez les Mammifères pourvus de sabots, toute la 3e phalange est enveloppé d'une façon plus ou moins complète de substance cornée. Sauf des variations secondaires de développement, consistant essentiellement dans de simples inflexions marquant le passage d'une région à une autre, les parties homologues se trouvent chez les Porcins, les Ruminants et les Solipèdes. C'est ainsi que le bourrelet correspond au repli sus-onguéal de l'Homme, quoiqu'il produise de la corne dure; la paroi est l'homologue de l'ongle, de même que les feuillets du tissu podophylleux ne sont que des crêtes dermiques du lit de l'ongle énormément développées. La sole et le tissu velouté de la face plantaire des animaux à sabots correspondent à la pulpe palmaire. Le coussinet plantaire, la fourchette et les barres des Ruminants et des Solipèdes résultent d'une évolution plus complète du derme et de l'épiderme à la portion supérieure de la face plantaire de la 3e phalange.

## DE L'INÉGALITÉ DE DÉVELOPPEMENT DES MEMBRES DROITS ET GAUCHES.

### Hypothèses sur l'origine des droitiers et des gauchers.

Le côté droit du corps paraît être plus développé que le gauche. Pour les membres en particulier, on sait que l'épaule et le bassin sont plus développés à droite qu'à gauche, que les bras, avant-bras, main et doigts sont plus volumineux à droite qu'à gauche, et qu'il en est de même pour le pied, la jambe et la cuisse. Mais cette prédominence des membres du côté droit sur ceux du côté gauche est-elle primitive, ou bien s'établit-elle secondairement?

La solution de cette importante question devrait être demandée à la comparaison de mesures prises sur les membres de fœtus et d'enfants nouveau-nés. Il n'existe pas, croyons-nous, de documents de cette nature. Mais, étant donné ce que nous savons sur la transmission par hérédité des dispositions organiques acquises et la modification progressive des organes qui en résulte, il nous est permis de penser que, dès les premières périodes du développement les membres du côté droit l'emportent sur ceux du côté gauche.

Toutefois, la solution de la question n'est ainsi que reculée et il ne nous en faut pas moins rechercher quelles conditions anatomiques ou autres président ou ont présidé à l'établissement de cette inégalité. Il paraît évident que ces causes doivent être recherchées dans l'organisation elle-même : presque tous les hommes sont droitiers, dit Broca, tous les peuples sont droitiers, et nos devanciers ont dû être dirigés dans leur choix par des causes liées à l'organisation elle-même.

En d'autres termes, nous sommes droitiers, parce que nos ancêtres étaient droitiers; mais pourquoi nos ancêtres sont-ils devenus droitiers? A quel moment de la vie de l'individu ou de l'espèce est intervenue la cause qui a établi la différence que l'on constate certainement dans les membres et qui paraît exister aussi entre la moitié droite et la moitié gauche du corps? Suivant Cl. Bernard « l'asymétrie est une des lois organotrophiques ou morphologiques qui président à la construction du type extérieur de l'être vivant et qui régissent toutes les particularités de son organisation ». La loi n'étant que l'expression d'un fait général, ce sont les causes du fait qu'elle exprime qu'il faut rechercher.

Nous n'avons pas l'intention de passer en revue les différentes théories invoquées pour expliquer l'inégalité de développement des membres; nous voulons seulement résumer rapidement les hypothèses nouvelles.

M. Dareste (*Bull. Soc. anth.*, 21 mai 1885) ayant vu, par ses études d'embryogénie tératologique, que la plupart des anomalies se produisent pendant la vie embryonnaire, incline à penser que la supériorité si générale de la main droite sur la main gauche, comme la supériorité exceptionnelle de la main gauche sur la main droite, sont des variétés de conformation, dont l'origine remonte aux premières époques de la vie. Or, c'est un fait bien connu d'embryogénie que, chez tous les Vertébrés amniotes, l'embryon, qui s'appliquait d'abord sur le vitellus par sa face antérieure se retourne à un certain moment, de manière à s'appliquer sur le vitellus par le côté gauche; exceptionnellement cependant ce retournement de l'embryon se fait dans l'autre sens, et c'est alors le côté droit qui s'applique sur le vitellus. M. Dareste se demande si la cause de l'inégalité de volume des deux parties du corps au bénéfice du côté droit ne réside pas dans l'atrophie relative du côté sur lequel l'embryon repose : « en effet, le côté qui s'applique sur le vitellus se presse plus ou moins contre l'amnios et peut être gêné dans son développement, tandis que le côté opposé en contact avec le liquide amniotique se développe en toute liberté; or, mes expériences tératogéniques m'ont appris depuis longtemps que de très légères pressions de la membrane vitelline ou de l'amnios peuvent produire dans les premiers jours de l'évolution embryonnaire un très grand nombre d'anomalies. »

Dans l'hypothèse de M. Dareste, les gauchers proviendraient de cette catégorie, fort peu nombreuse, d'embryons qui s'appliquent sur le vitellus par la moitié droite de leur corps.

Tout dernièrement le Dr Ch. A. Bacon (Med. Rev. 1er mai 1886) a repris en la modifiant un peu la théorie de Hyrtl (Anat. Top. T. II), qui fait jouer le rôle principal à la disposition des artères naissant de la crosse aortique. Pour cet auteur, le calibre de l'artère innominée (tronc brachio-céphalique) et son origine très rapprochée du cœur sont les causes d'un apport sanguin plus considérable dans le membre supérieur droit que dans le gauche. La gaucherie s'expliquerait, dans cette théorie, par cette anomalie artérielle, d'abord assez rare, dans laquelle la sous-clavière droite naît en arrière et à gauche de la sous-clavière gauche. D'après le Dr Bacon, cette anomalie aurait été relevée quatre fois sur des cadavres de gauchers.

Nous pensons que le calibre des artères, mesurées autrefois avec grand soin par M. Fleury, d'après lequel l'aire de la sous-clavière droite est de 45 mm. et celle de la gauche de 38 seulement, n'est point la cause, mais le résultat du développement plus marqué du membre droit. D'ailleurs, ce n'est pas seulement le membre supérieur droit qui l'emporte sur son congénère du côté gauche, mais toute la partie droite du corps. Il faut donc chercher les raisons de cette prédominance dans une cause plus générale. Le système nerveux a souvent été mis en cause.

Déjà M. le Dr Fleury (de Bordeaux), dans un travail sur le dynamisme comparé des hémisphères cérébraux, avait insisté sur la différence fonctionnelle qui existe entre les deux hémisphères, et il avait placé cette différence sous la dépendance du système vasculaire plus développé à gauche qu'à droite.

M. le professeur Bouchard vient de montrer (Journ. de méd. de Bordeaux 1886) les raisons anatomiques et physiologiques de l'exagération lente, mais constante, de la nutrition de l'hémisphère gauche du cerveau et, par suite, de la moitié du corps placée sous sa dépendance. Dans son « *étude biologique sur les modifications de la circulation qui suivent immédiatement la naissance* », après avoir montré les raisons mécaniques de l'inversion véritable que subit la circulation lors du premier abaissement du diaphragme, M. Bouchard déduit, presque mécaniquement, les conséquences physiologiques qui découlent de l'abaissement du cœur avec translation de sa pointe à gauche. Chez le fœtus, dont le cœur est à peu près vertical, le maximum d'intensité de la poussée ventriculaire gauche se fait suivant une direction qui se rapproche sensiblement de la verticale, et la veine liquide aboutit à l'éperon qui se trouve entre l'origine du tronc brachio-céphalique et celle de la carotide gauche. Mais, quand la première inspiration s'est produite et que le cœur a subi le mouvement d'abaissement et de torsion qui l'amène à la position qu'il occupera définitivement, *l'axe du ventricule n'est plus vertical, il est devenu oblique de bas en haut, d'avant en arrière et de gauche à droite, si bien que l'intensité maximum de l'action ventriculaire dirige l'ondée sanguine vers le tissu aortique situé à environ 3 centimètres au dessus de l'origine du vaisseau.*

L'ondée sanguine, qui vient en ce point rencontrer la paroi artérielle élastique, obéit aux lois de la mécanique et se réfléchit suivant un angle égal à l'angle d'incidence. Les mensurations montrent que cette ligne de réflexion aboutit directement à l'origine de la carotide gauche. Le sang qui pénètre dans le tronc brachio-céphalique placé sur les côtés du courant y est animé d'une force d'impulsion et d'une vitesse moindres. M. Bouchard en conclut que l'ondée sanguine qui parcourt le système carotidien gauche est animée d'une force d'impulsion plus grande que celle qui parcourt le même système à droite : *d'où une exagération lente, mais constante, de la nutrition de l'hémis-*

*phère gauche et plus particulièrement des régions motrices irriguées par la sylvienne ; d'où, prédominance de la motricité du côté droit.*

Chez les gauchers, ajoute M. BOUCHARD, il doit exister une disposition spéciale en vertu de laquelle l'extrémité de la ligne de réflexion de l'ondée sanguine aboutit, non pas à la carotide gauche, mais à l'origine du tronc brachio-céphalique. Le gaucher est un droitier du cerveau.

Des considérations physiologiques (dilatation ou sinus aortique au point précis ou l'ondée sanguine vient heurter la paroi) et pathologiques (fréquence plus grande des hémorrhagies dans le champ de la sylvienne gauche) donnent à l'hypothèse émise par M. BOUCHARD un grand caractère de vraisemblance.

La gaucherie doit être considérée comme le résultat d'une anomalie survenue à la période de développement ; et, comme la plupart de ces anomalies, elle paraît être héréditaire (PAUL BERT, G. DELAUNAY, in thèse DELAUNAY). Cette anomalie est-elle, comme tant d'autres, une anomalie réversive ? D'après AGASSIZ, c'est par *atavisme* que l'on serait gaucher ; mais il n'a pas indiqué, et l'on ignore encore, de quel type, humain ou non, descendraient les gauchers actuels.

# CHAPITRE VI.

## VICES DE DÉVELOPPEMENT.

**Sommaire.** — CONSIDÉRATIONS GÉNÉRALES sur les malformations congénitales par vices de développement. — THÉORIES EMBRYOGÉNIQUES de la formation des anomalies des membres. — Vices de conformation congénitaux de l'ÉPAULE. — Vices de conformation congénitaux de l'AVANT-BRAS et de la JAMBE. — POLYDATTYLIE. — ANOMALIES MUSCULAIRES des membres.

### Considérations générales sur les malformations congénitales par vices de développement.

Depuis Is. GEOFFROY-SAINT-HILAIRE, on appelle *Anomalie* toute déviation du type spécifique ; avec ce même auteur, on réserve plus particulièrement le nom de *Monstruosité* à « un ensemble d'anomalies très complexes, très graves, rendant impossible ou difficile l'accomplissement de certaines fonctions et produisant, chez les individus qui en sont affectés, une conformation vicieuse très différente de celle que présente ordinairement leur espèce. »

Is. GEOFFROY-SAINT-HILAIRE le premier, dans un chapitre de son traité *des anomalies de l'organisation*, a rassemblé les exemples connus des arrêts et des déviations du type normal des membres. Les difformités qui résultent de troubles survenus dans l'évolution normale de ces organes présentent des degrés nombreux, depuis l'avortement d'un seul doigt jusqu'à celui d'un membre entier, et même l'absence de plusieurs d'entre eux ou de tous. On classe d'ordinaire les malformations ou difformités congénitales des membres en deux grandes divisions : dans la première rentrent tous les cas où *le développement s'est arrêté à l'une quelconque de ses phases*; dans la seconde se rangent tous les cas où *le développement a dépassé les limites qui lui sont ordinaires*. Les premiers sont logiquement décrits comme *Arrêts de développement*; il n'est peut-être pas aussi légitime de décrire les seconds comme provenant d'*un Excès de développement*; nous dirons plus loin dans quelles limites cette façon de les distinguer nous paraît légitime.

*Arrêts de développement.* — Si le développement s'arrête à ce moment de l'évolution embryonnaire, où le membre supérieur ne se dessine encore que comme un bourgeon, le monstre affecté de cet avortement d'un ou de plusieurs membres est dit *Ectromèle*. Si le développement s'arrête quand la palette palmaire s'est déjà dessinée, mais adhère directement, sans pédicule, à la racine du membre, le monstre est *Phocomèle*, parce que le membre semble sortir immédiatement de l'épaule ou de la hanche, comme chez les Phoques. Enfin, lorsque le développement s'arrête, alors que la main est détachée du tronc, on a un monstre *Hémimèle*, c'est-à-dire un sujet sur lequel les segments du membre existent en totalité ou en partie, mais n'ont pas acquis leur entier développement (ἥμισυς, demi, μέλος, membre).

A la main, l'arrêt de développement donne lieu à des difformités différentes, suivant la phase à laquelle il est survenu : *Syndactylie* ou coalescence des doigts; *Ectrodactylie*, qui peut être considérée comme résultant de la non division de la masse primitivement unique qui formait les doigts, et sans doute aussi de la destruction de quelqu'un d'entre eux; *Brachydactylie*, dans laquelle les doigts plus courts sont dépourvus d'un ou de deux des segments qui les composent.

*Excès dans les phénomènes de développement.* — Cette

division comprend toutes les difformités produites par une exagération des phénomènes du développement. C'est surtout au segment terminal des membres que cette difformité se rencontre, et sa forme la plus ordinaire est la *Polydactylie*. Nous montrerons que l'opinion actuelle, que nous partageons entièrement, tend légitimement à considérer ces anomalies par excès comme des *rappels* de formes ancestrales perdues depuis un temps généralement fort long, mais qui reparaissent parfois sous des influences que nous ignorons encore. Il nous semble que si la désignation *excès de développement* peut encore être conservée pour montrer que la difformité est constituée par une surabondance des parties, l'épithète *atavique* doit lui être adjointe, afin de rappeler que cet excès n'est pas dû à la division d'un ou de plusieurs des organes existant normalement, mais à la réapparition d'un ou de plusieurs organes perdus par l'espèce pendant la durée de son évolution phylogénétique.

A côté de ces deux grands groupes d'anomalies, il y a place pour un troisième groupe de faits, ceux dans lesquels le développement ayant atteint, sans les dépasser, ses limites normales, a subi des perturbations qui ont amené la soudure des parties naissant séparément dans le blastème homogène du membre et restant normalement séparés. Nous citerons comme exemples la soudure du radius et du cubitus, celle du tibia et du péroné. Dans d'autres cas, les organes non soudés peuvent se faire remarquer par des formes, des dimensions, des déviations tout à fait anormales. Ici, pas d'excès, puisque le nombre des organes ne dépasse pas celui des organes normaux, pas de retour à l'état ancestral; car aucune espèce connue ne présente de disposition semblable. Nous désignerons ces cas sous le nom de *Malformations congénitales*.

**Étiologie et pathogénie.** — Les vices de conformation par troubles survenus pendant l'évolution normale sont transmissibles par hérédité. A ceci se borne ce que nous savons d'absolument certain sur l'étiologie des difformités congénitales. Pour isolé qu'il est, le fait n'en présente pas moins une importance capitale, et nous aurons plus d'une fois l'occasion de l'invoquer à propos de la critique des hypothèses actuellement en faveur sur la pathogénie des difformités congénitales.

## Théories embryogéniques de la formation des anomalies des membres.

La pensée d'expliquer un certain nombre d'anomalies, par des faits de compression, est très ancienne ; déjà il en est parlé dans le traité de la *Nature de l'enfant* qui fait partie de la collection Hippocratique ; mais l'agent et le mode d'action de cette compression n'avaient pas encore été fixés d'une façon précise avant les recherches de M. C. Dareste ; nous résumons cette théorie, d'après les travaux de ce tératologiste distingué.

Dans une série d'expériences sur la production artificielle des monstruosités, M. Dareste a montré comment et par quoi l'embryon pouvait être comprimé dans la matrice ; il a en effet prouvé : 1° que l'amnios, arrêté dans son développement, comprime les parties de l'embryon sur lesquelles il s'applique ; 2° que cette compression s'exerce lorsque le corps de l'embryon n'est encore constitué que par des cellules homogènes ; 3° que cette compression, lorsqu'elle s'exerce sur les membres, détermine trois sortes d'effets, tantôt isolés et tantôt associés, des arrêts de développement, des déviations et des soudures.

Voici comment M. Dareste applique cette théorie au cas particulier des anomalies dans le développement des membres. Notons que cette théorie est déduite des expériences et des observations de l'auteur sur la tératogénie de l'embryon de la poule ; mais l'unité de type de tous les animaux Vertébrés, établie par l'Embryogénie, justifie l'emploi de cette méthode inductive. (L'auteur a pu la vérifier dernièrement sur un fœtus de Mammifère.)

Les bourgeons cellulaires des membres, absolument semblables au début, s'allongent peu à peu ; puis ils se segmentent et leurs segments s'infléchissent les uns sur les autres; bientôt ils se disposent de telle sorte que les deux membres se font face par celui de leurs côtés qui contiendra plus tard les muscles extenseurs. Si l'on suppose que l'amnios, au lieu de continuer à se développer en s'éloignant de l'embryon, comme à l'état normal, reste appliqué contre lui, les membres viendront se heurter contre un obstacle qu'ils ne peuvent déplacer, et leur évolution sera nécessairement modifiée. Tantot, ils s'arrêteront totalement ou partiellement; tantôt, ils évolueront à peu près complètement, mais en infléchissant leurs segments les uns sur les autres, d'une manière anormale.

Si la pression de l'amnios arrête l'évolution des membres au moment même où ils commencent à apparaître, ils resteront dans leur premier état cellulaire. Ainsi sera constituée l'*ectromélie*. Si la pression n'agit qu'un peu plus tard, quand déjà le membre a commencé sa segmentation, la compression pourra ne plus frapper que certains de leurs segments qui seront alors frappés d'arrêt de développement, pendant que les autres continueront à évoluer. *L'hémimélie* résultera de la compression des derniers segments des membres, main ou pied; la *phocomélie*, de la compression des segments intermédiaires, bras et avant-bras, cuisse et jambe.

Des compressions plus limitées donneront lieu à des arrêts de développement partiels qui n'atteindront que certaines parties d'un segment; des orteils manqueront en plus ou moins grand nombre (*ectrodactylie*), ou bien ils resteront attachés les uns aux autres, par suite de la permanence du blastème cellulaire qui les unit primitivement. A l'avant-bras, on verra parfois manquer le radius; à la jambe, le péroné, et, avec ces os les muscles qui les accompagnent.

M. Dareste explique également par la compression les faits de *déviations congénitales*. Si les membres, dit-il, viennent se comprimer contre l'amnios, il arrive, tantôt, que certains segments ne s'infléchissent pas sur ceux qui les précèdent (d'où résulte la permanence de dispositions embryonnaires), tantôt qu'ils s'infléchissent sur ceux qui les précèdent autrement que dans l'état normal. Car, dans ces conditions, les os, et particulièrement leurs surfaces articulaires, se produisent, dans ces blastèmes modifiés par la pression de l'amnios, avec des caractères particuliers, différents de ceux de l'état normal.

Un certain nombre de *luxations congénitales* résultent certainement de dispositions originairement anormales des surfaces articulaires. Si les luxations congénitales du fémur ne se produisent le plus souvent qu'après la naissance (Verneuil, Dally), il en est cependant pour lesquelles le fait de la congénitalité est incontestable; parmi ces dernières, M. Dareste range celles dans lesquelles il y a absence primitive de la tête et du col du fémur et absence de muscles.

Il insiste sur ce fait que la déviation des membres est antérieure à la formation des os, des ligaments et des muscles, et que, par conséquent, les articulations des membres déviés présentent, dès l'époque où elles se forment, des surfaces articulaires différentes de celles qui se produisent dans les membres normaux. *Le plus ordinairement, il n'y a pas eu destruction, mais formation incomplète.*

Dans cette théorie, le *Pied-bot* et la *Main-bote* sont également expliqués par la compression qui peut agir de deux manières : ou bien, elle modifie la position normale du segment, ou bien elle s'oppose à ce que le pied ou la main subissent complètement l'évolution qui doit les conduire à leur situation normale par rapport au segment voisin. Dans ce dernier cas, la déviation du membre n'est que la persistance d'un état embryonnaire, c'est-à-dire un arrêt de développement. Par exemple, il y a une période de la vie embryonnaire où l'axe du pied se continue directement avec l'axe de la jambe; plus tard, le pied s'infléchit sur la jambe en formant avec elle un angle droit : l'absence de cette dernière inflexion déterminera le *Pied équin*. Nous aurions pu prendre également pour exemple le *Varus*, que MECKEL et GEOFFROY-SAINT-HILAIRE ont expliqué par un arrêt de développement survenu à cette période de la vie fœtale où le pied est normalement tourné en dedans.

Notons, avec M. DARESTE, que dans les déviations des membres, comme dans les ectromélies, on trouve assez souvent l'absence de certaines parties; souvent l'ectrodactylie accompagne la main-bote et l'absence de certains os du métatarse est notée assez fréquemment dans l'anatomie des pieds-bots. La coïncidence des déviations et des ectromélies est parfaitement en rapport avec la théorie qui attribue ces vices de conformation à une cause unique.

La *Symélie* a été expliquée de la même manière : les membres abdominaux, frappés d'arrêt de développement, viennent se conjoindre sur la ligne médiane, par leurs bords externes devenus, dans ce cas, les bords internes.

Donc, pour M. Dareste, toutes les anomalies des membres, quelques diverses qu'elles soient, *à l'exception toutefois de la polydactylie*, résultent de la mise en jeu de trois faits tératogéniques : l'arrêt de développement, la déviation et la soudure, qui tantôt se produisent isolément et tantôt s'associent; et ces faits sont déterminés par une cause unique : la pression des membres contre l'amnios arrêté dans son développement.

Tout en partageant en grande partie l'opinion de M. Dareste, M. le professeur Lannelongue fait jouer un grand rôle aux altérations pathologiques du fœtus et de ses enveloppes dans la production des difformités en général. Ayant observé dans plusieurs cas, sur le corps des nouveau-nés, des ulcérations ou des vestiges de maladies subies pendant l'état fœtal, M. Lannelongue explique par les cicatrices ou les adhérences consécutives aux lésions fœtales la plupart des difformités congénitales; il spécifie que les adhérences peuvent s'établir, soit entre le fœtus et ses enveloppes (adhérences embryo-amniotiques), soit entre deux parties appartenant au fœtus.

Nous empruntons presque textuellement à la thèse de M. Tapie, l'exposé de la théorie du savant professeur.

L'établissement d'adhérences, sous l'influence d'une irritation ou d'un traumatisme, interrompt ou pervertit le bourgeonnement régulier du bourrelet digital; des bourgeons normaux peuvent être recouverts, atrophiés, étouffés; d'où les formes les plus variées de *l'ectrodactylie ;* tandis que des bourgeons nouveaux, néoformés, se développant dans des directions différentes, régulières ou irrégulières, donneront lieu à la formation de *doigts surnuméraires.*

Qu'une adhérence s'établisse, pour une cause quelconque, irritation ou traumatisme, entre les membranes de l'amnios et un point de la palette palmaire, au moment où s'opère la division de cette dernière en bourgeons digitaux, et l'on verra, sous l'influence des tractions incessantes exercées par les membranes de l'œuf, un bourgeon se détacher du point où s'est faite l'adhésion, bourgeon rempli de cellules embryonnaires, comme le tissu d'où il émane. Ne peut-on admettre que les cellules du bourgeon néoformé jouiront des mêmes propriétés que celles du bourgeon principal, c'est-à-dire de se différencier, de se grouper de diverses façons pour former des cartilages, des os, des nerfs et des tendons, en un mot, toutes les parties qui entrent dans la constitution des doigts?

*Aïnhum et amputations congénitales.* — C'est sans doute par les brides et les adhérences, résultats de divers processus pathologiques, qu'il faut expliquer la plupart des amputations congénitales. On a comparé les lésions qui amènent ces amputations aux lésions observées dans la curieuse affection exotique désignée sous le nom d'aïnhum. Les lésions (sclérodermie disposée en anneaux circulaires) ont, en effet, une grande analogie, mais l'existence d'une maladie fœtale analogue à l'aïnhum n'a pas été suffisamment démontrée, et, à l'heure actuelle, les documents manquent pour trancher le débat. D'ailleurs, nous n'insisterons pas sur ces faits, qui ne rentrent pas dans le cadre des malformations congénitales par vices de développement : il s'agit là, non plus de malformations, mais de mutilations.

*Influence du système nerveux.* — Les altérations du système nerveux central ont été souvent mises en cause. Des faits positifs montrant une altération des méninges, ou de quelque point des centres nerveux en rapport avec la lésion, ont été rapportés par MICHAUX, GOWERS, DREYrous, etc; dans d'autres cas de déformation congénitale du pied, l'étude attentive de la moelle n'a fait connaître aucune lésion (COYNE, TROISIER, THORENS). COSSY a constaté, dans un cas de pied-bot congénital, des lésions médullaires caractérisées surtout par l'absence des groupes de cellules nerveuses dans les cornes antérieures. Depuis longtemps, SERRES et TIEDEMANN avaient constaté l'absence du renflement cervical de la moelle dans certains cas d'ectromélie bi-thoracique et, plus récemment, M. TROISIER a constaté l'absence d'une moitié de ce renflement dans un cas d'ectromélie unithoracique. BROCA a noté de pareils faits dans le cerveau lui-même; le cerveau d'un homme atteint d'ectromélie bi-thoracique lui a présenté sur chaque hémisphère *une atrophie très prononcée de la première portion de la circonvolution frontale ascendante, de la première portion de la première circonvolution frontale, et enfin du lobule accessoire.*

Mais ces atrophies partielles des centres nerveux sont-elles la cause ou la conséquence de la déformation? M. DARESTE est convaincu qu'elles sont la conséquence, et non la cause de la monstruosité. « La formation du système nerveux, dit-il, comme celle du système vasculaire, est sous la dépendance des organes auxquels ils apportent l'innervation et le sang. Si les organes se forment d'une manière incomplète, s'ils sont plus ou moins arrêtés dans leur développement, ces modifications de l'évolution retentissent, si l'on peut parler ainsi, dans le système nerveux lui-même. » Et M. DARESTE donne à l'appui de la dépendance dans laquelle se trouve le système nerveux par rapport aux organes auxquels il apporte l'innervation, les faits d'atrophie partielle des centres nerveux qui se produisent consécutivement aux sections des nerfs et aux amputations. BISCHOFF avait exprimé une opinion semblable, basée sur le développement tardif du système nerveux des membres. Il paraît donc impossible d'établir anatomiquement une dépendance entre l'agent nerveux et les malformations congénitales des membres.

*Imaginations de la mère.* — Rien ne paraît plus contraire aux données de la science et de la raison que d'admettre l'influence de semblables causes. Remarquons, d'ailleurs, qu'on les fait intervenir presque toujours à une époque où la forme des organes est définitivement fixée. Cependant nous admettons que les émotions morales peuvent devenir, au même titre que les commotions physiques, et en agissant comme celles-ci, par retentissement dans la circulation utéro-placentaire, des causes de malformations.

*Atavisme.* — On sait, depuis les recherches de Serres, que « le développement de l'organisme humain est une anatomie comparée transitoire, comme à son tour l'anatomie comparée est l'état fixe et permanent de l'organogénie de l'Homme »; ou bien sous la forme plus moderne, venue d'Allemagne, « *que l'ontogénie de l'Homme est le résumé de sa phylogénie.* »

Il semble, comme l'a dit Darwin, qu'il existe chez les êtres organisés une aptitude latente à reproduire des caractères ancestraux, et que ces caractères sont à l'état latent dans les générations qui ne les possèdent pas. Or, il est parfaitement démontré, pour les membres de l'Homme notamment, qu'on retrouve, dans l'observation minutieuse du développement de ces parties, des traces non douteuses d'un état antérieur. Que ces traces persistent ou se développent, et l'enfant présentera une anomalie ou vice de développement rappelant une disposition présentée par des ancêtres plus ou moins éloignés de l'Homme.

Ainsi sont constituées des anomalies par *atavisme*, c'est-à-dire par réapparition dans un individu de caractères positifs ou négatifs, que ses parents directs n'avaient pas, mais que possédait un de ses ancêtres plus ou moins éloigné. Nous noterons plus loin un certain nombres d'anomalies, réapparition à l'épaule d'une pièce osseuse phylogénétiquement perdue, disparition du radius et du tibia, polydactylie, dans lesquelles il est bien difficile de voir autre chose que des *Réversions ataviques*.

La Tératologie démontre surabondamment la doctrine transformiste de Lamarck-Darwin.

Parmi les théories diverses, sur lesquelles nous venons de jeter un rapide coup d'œil, en est-il une qui puisse rendre compte, à elle seule, de tous les vices de développement ? Non. Les formes, sous lesquelles peuvent se présenter les vices de conformation congénitaux, sont multiples et témoignent de l'action de causes également multiples : tantôt l'influence mécanique ou morbide a laissé des traces évidentes qui ne permettent pas de mettre son action en doute, tantôt la cause échappe à tout examen, et demeurerait ignorée si l'histoire phylogénique de l'Homme ne venait nous mettre sur la voie ; quelquefois, enfin, il semble que ces deux causes aient agi pour la production d'une anomalie complexe, et c'est une influence, mécanique ou morbide, qui paraît avoir provoqué la persistance ou la réapparition d'une disposition ancestrale.

La transmissibilité héréditaire, bien évidente, des anomalies organiques nous porte à rejeter, pour le plus grand nombre des cas, les influences accidentelles, mécaniques, morbides ou d'ordre psychique, qui sont d'ordinaire invoquées ; il suffit de remarquer que ces causes n'exercent leur action qu'après la fécondation de l'œuf. Nous sommes donc obligé d'admettre une cause préexistante à l'acte fécondant lui-même, et dont l'origine doit être cherchée dans des conditions particulières à l'ovule ou au liquide séminal, conditions ignorées, en vertu desquelles se produit un *rappel atavique*. Nous revenons ainsi, en quelque sorte, à la théorie des germes originairement monstrueux de WINSLOW ; mais l'*atavisme* nous donne la clef du mystère. Les recherches toutes récentes de M. CHABRY sur les œufs des Ascidies (Soc. de biologie, juillet 1886) paraissent démontrer que, dès la première segmentation de l'ovule en deux sphères, le partage du corps est déjà effectué ; la sphère gauche contient en puissance tout le futur côté gauche de l'individu, la droite, le futur côté droit ; si l'on vient à détruire l'une d'elles, on peut donner naissance à un monstre hémilatéral.

## Vices de conformation congénitaux de l'épaule.

Nous donnons ci-dessous deux observations de vices de conformation congénitaux de l'épaule chez l'Homme, dans lesquels la difformité est peut-être constituée par le développement exagéré d'une pièce squelettique qui reste habituellement rudimentaire chez l'Homme, tandis qu'elle offre des dimensions relativement considérables chez certains Vertébrés. Quand nous avons décrit la ceinture thoracique dans la série des Vertébrés, nous avons dit que chez les Batraciens anoures le segment dorsal de la ceinture coraco-scapulaire était représenté par deux pièces distinctes à peu près également développées, le scapulum proprement dit et le sus-scapulum, qui repose au-dessus des apophyses transverses et des lames des vertèbres cervicales. Chez l'Homme, le sus-scapulum est formé par le cartilage marginal du scapulum, cartilage qui s'ossifie par un point complémentaire spécial. Or, dans l'un des cas que nous allons citer, une pièce osseuse reliait le bord marginal du scapulum à l'apophyse épineuse de la septième et dans l'autre au corps de la sixième vertèbres cervicales. N'y aurait-il pas là un souvenir du sus-capulum des Batraciens? Telle est l'hypothèse émise par les auteurs de ces observations, observations que nous avons jugé à propos de reproduire, en raison de leur rareté et du grand intérêt qu'elles présentent.

*Malformations congénitales de l'épaule (Med. chir. Trans. 1880, p. 257).*

Malformation congénitale du rachis, du thorax osseux et de la voûte scapulaire du côté gauche par MM. Willett et W. J. Walsham. — Le sujet, de taille moyenne, appartenait au sexe féminin et présentait, en même temps qu'une déformation congénitale de l'épaule, une voussure exagérée de la colonne vertébrale dans sa région dorsale; sa mère présentait également une courbure exagérée du rachis. Il mourut à l'âge de 71 ans d'une maladie du cœur. Pendant la vie, et sur le cadavre, on put constater que l'omoplate était immobile et paraissait rattachée par un os à la colonne vertébrale, au niveau de la septième vertèbre cervicale. — A l'autopsie qui fut faite avec le plus grand soin, on constata que les viscères ne présentaient aucune anomalie. — *Description des os :* la colonne vertébrale présente des courbures ordinaires, mais la courbure dorsale est légèrement exagérée; il y a aussi un peu de courbure latérale à convexité gauche; *de plus, quatre vertèbres dorsales manquent.* Cinq côtes manquent du côté droit, quatre du côté gauche. Le sternum, obliquement dirigé de droite à gauche et de haut en bas, a son extrémité supérieure à quatre pouces et demi (de 10 à 11 centimètres) de la colonne vertébrale. La cavité thoracique est diminuée dans ses trois diamètres, et surtout dans l'antéro-postérieur. La clavicule gauche n'a pas sa direction normale; elle est oblique en haut, en avant et en dehors. *L'omoplate* gauche présente une difformité très remarquable : elle porte un os formant voûte ou pont (*bridge like*); cet os s'étend du tiers moyen du bord postérieur de l'omoplate en arrière et en haut pour aller s'unir à la lame et à l'épine de la sixième vertèbre cervicale. L'axe transversal de l'omoplate est agrandi, tandis que l'axe vertical est plus court qu'à l'état normal; l'omoplate elle-même semble avoir subi une rotation en avant, de telle sorte que la cavité glénoïde regarde presque directement en avant. Elle est remarquable par la ressemblance qu'elle présente avec l'omoplate d'un sujet qui vient de naître ; elle paraît être restée à cet état de premier développement ; la fosse sus-épineuse est très petite et la fosse sous-épineuse a la forme d'un triangle équilatéral. Le bord axillaire est plus court que d'habitude ; il se dirige presque horizontalement en arrière, au lieu de se diriger en bas et légèrement en arrière ; le bord supérieur (cervical) est rectiligne et se dirige en haut, en arrière et en dedans; le bord postérieur (vertébral) se dirige d'abord presque horizontal lement en arrière jusqu'au rachis, puis verticalement en bas, et enfin, à son extrémité inférieure, il se dirige en bas, en avant et en dehors. En somme, le bord vertébral est irrégulièrement courbe, à concavité antérieure et externe. Au tiers moyen de la portion moyenne ou verticale de ce bord, se trouve un os soudé (ankylosé) avec l'omoplate, et la réunissant aux vertèbres. L'épine de l'omoplate est de dimension moyenne ; l'acromion, l'apophyse coracoïde et la cavité glénoïde sont petits.

*Description de l'os formant voûte* (Bridge-like). — C'est un os de forme irrégulièrement triangulaire, dont la base tournée en dehors est ankylosée (*sic*) avec le bord postérieur de l'omoplate au point indiqué, et dont le sommet, dirigé en haut et en dedans, est *articulé* avec l'apophyse épineuse de la sixième vertèbre cervicale. Le bord inférieur de cet os part d'un tubercule qui semble n'être autre chose que la moitié gauche du sommet de l'apophyse épineuse de la sixième cervicale, et se dirige de là en bas, en dehors et un peu en arrière vers l'omoplate. Le bord supérieur semble faire suite au bord supérieur de l'omoplate et au bord inférieur de l'épine. Sa direction générale est horizontale, mais avec une légère courbure en avant et en dedans. Le tiers interne et supérieur de cet os se continue en haut et en avant avec la lame et l'apophyse épineuse de la sixième vertèbre cervicale. Sa base est soudée d'une façon très solide avec l'omoplate, mais par un tissu moins dense dans le tiers supérieur et dans le tiers inférieur de cette base ; la soudure du tiers inférieur est percée d'un trou de la grosseur d'un pois.

Lorsqu'on regarde les deux os par leur face antérieure, on constate entre l'omoplate et l'os surnuméraire un sillon comblé par du tissu cartilagineux. La face antérieure de l'*os voûte* est concave transversalement et convexe de haut en bas. Près de son bord inférieur, et au voisinage de sa soudure avec l'omoplate, cet os présente une dépression et une petite gouttière qui se dirige vers le trou dont nous avons parlé.

*Clavicule.* — Au lieu de ses deux courbures normales, la clavicule n'en présente qu'une à convexité postérieure. Sa portion sternale est aplatie de haut en bas ; le bord antérieur est tranchant et crénelé. L'extrémité acromiale est située plus en avant et plus en haut que d'ordinaire ; elle est à un pouce et demi en avant de l'extrémité sternale, et elle est plus élevée d'un pouce (25 mm.).

*Muscles.* — Ils sont déformés et plus minces du côté gauche ; leurs insertions sont également anormales.

Suivant MM. Willett et Walsham, ces malformations de l'épaule sont le résultat d'un vice de développement, et non d'une maladie. Ils comparent l'os surajouté à l'os supra-scapulaire que l'on rencontre chez quelques Vertébrés inférieurs, par exemple chez la Grenouille.

Plusieurs hypothèses peuvent être émises sur l'origine de cet os ; MM. Willett et Walsham les discutent.

Étant données les connexions de cet os avec la colonne vertébrale, on peut se demander s'il ne résulte pas du développement exagéré du tubercule gauche de l'apophyse épineuse de la sixième vertèbre cervicale. Mais comment expliquer alors la direction prise par l'os et sa soudure cartilagineuse avec l'omoplate.

Serait-ce l'homologue de ces apophyses latérales, que Mivart appelle hyper-apophyses, qui se développent sur les première, cinquième et sixième vertèbres cervicales des Mycètes ?

Ou bien, l'os est d'origine scapulaire et n'est que le développement exagéré de l'épiphyse du bord postérieur de l'os, et il serait allé ultérieurement se réunir à l'apophyse épineuse. Dans ce cas, comme cette épiphyse ne s'est point soudée entièrement au corps de l'os, on peut considérer l'os qu'elle a formé comme l'homologue de l'os supra-scapulaire des Vertébrés inférieurs, et l'anomalie comme un retour à un type primitif, comme un fait d'atavisme.

Ne peut-il pas enfin être considéré comme une formation indépendante du squelette, comme une production osseuse accidentelle, comme le résultat de l'ossification d'un plan musculaire ou intermusculaire ? Or, tous les muscles, et particulièrement le rhomboïde, furent trouvés à l'autopsie.

Peut-être cet os est-il formé par la fusion des côtes qui manquent et leur soudure avec la colonne et l'omoplate.

Peu de temps après cette première présentation à la Société médicale et chirurgicale de Londres, MM. Willett et Walsham vinrent lire devant la même société une note sur un cas analogue.

*Deuxième cas* de malformation du squelette de l'épaule gauche. Cette fois, il s'agissait d'un enfant de 8 ans, auquel M. Willett avait enlevé un os formant voûte : cet os, irrégulièrement triangulaire et à sommet tronqué, s'attachait, d'une part, à la septième vertèbre cervicale et à la première dorsale, et, d'autre part, à la base de l'omoplate par un tissu cartilagineux ; la longueur de ces os était d'un pouce trois quarts (environ 4 centimètres) et sa largeur au niveau de la base d'un pouce 1/4 (3 centimètres environ) ; *il était couvert* de périoste et présentait des insertions musculaires. (*Med. Times* 1883 p. 369.)

Cette fois, MM. Willett et Walsham, rapprochant ce cas de celui qu'ils avaient antérieurement présenté, le considérèrent comme produit par l'hypertrophie de l'épiphyse marginale du bord interne de l'omoplate « et, par conséquent, comme l'homologue de l'os suprascapulaire des Vertébrés inférieurs. Ils donnèrent comme raisons de cette détermination : 1° la continuité de l'os avec l'épiphyse supra-scapulaire dans le premier cas ; 2° son attache cartilagineuse avec l'omoplate ; 3° l'absence d'analogie de ces cas avec les exostoses ; 4° les insertions musculaires présentées par ces os ; 5° la forme anormale de l'omoplate.

La présence du cartilage au niveau de la soudure permet, en effet, de rejeter l'hypothèse d'une exostose. De plus, l'anatomie comparée montre que l'épiphyse du bord spinal de l'omoplate est parfois très développée, et forme un os qui reste distinct toute la vie.

Dans la discussion qui suivit la présentation de MM. Willett et Walsham, MM. Haws et Cusnow se montrèrent assez disposés à admettre l'hypothèse exprimée, qu'il s'agissait là d'un fait d'atavisme. M. Thane déclara qu'il croyait plutôt à l'ossification d'un muscle.

## Vices de conformation de l'avant-bras et de la jambe.

L'axe principal (primordial ou métaptérygien) du membre thoracique passe, nous l'avons vu, par l'humérus, le cubitus, le ménisque cubito-radial, l'intermédiaire (semi-lunaire), et aboutit au central (tête du scaphoïde). C'est cet axe primordial qui représente la partie fondamentale du chiroptérygium des Batraciens et des Amniotes. Quant au radius et au radial (base du scaphoïde), ils constituent un rayon surajouté. Comme cet os est le dernier apparu, il est aussi celui qui a le moins de chance de se développer. Aussi a-t-on vu assez souvent le radius faire défaut dans des avant-bras où le cubitus persistait. Dans ces cas, le pouce, qui est sur le prolongement de l'axe radial, manque assez souvent. Mais il arrive que le doigt se développe, malgré l'absence du radius. Ceci aurait lieu de nous surprendre, si nous ne nous rappelions que les axes radial et cubital, convergeant au niveau de l'os central (tête du scaphoïde), le pouce dépend à la fois de l'un et l'autre axes.

Au membre abdominal, l'axe primordial passe par le fémur, le péroné, l'astragale et le scaphoïde. C'est le tibia, homotypique du radius, qui constitue l'axe surajouté. Ce que nous avons dit sur l'absence congénitale du radius et du pouce, s'applique également au tibia et au gros orteil.

Les cas d'absence congénitale du radius sont encore assez fréquents; souvent ils coïncident avec l'absence du pouce, corrélation que le parallélisme du développement de ces deux parties explique suffisamment. Ces faits tératologiques ont été, d'ailleurs, bien décrits dans les mémoires de GRUBER (*Arch. de Virch.*, 1865) et dans celui de HUGUIER

(*Arch. gén. de méd.*, octobre 1873). Les observations abondent; MM. Guermonprez et Berger en ont présenté récemment deux nouvelles (*Soc. de chirurgie*, 1885).

Les bonnes observations d'absence congénitale du tibia sont beaucoup plus rares. C'est pourquoi nous reproduirons la suivante.

*Malformation congénitale de la jambe droite* (par MM. Reverdin et Laskowki, *Rev. méd. de la Suisse Romande*, 1883). — Nous extrayons de cette observation, très complète, les détails qui suivent : La jambe, mal formée, est articulée lâchement avec la cuisse; elle mesure 26 centimètres de longueur et ne paraît avoir comme squelette qu'un seul os; à première vue, le volume et la forme de cet os font croire que c'est un tibia; mais, comme il se termine au bord externe du pied par une malléole saillante et pointue, on doit le considérer comme le représentant du péroné. Le pied est normal, de petit volume, et pourvu de cinq orteils normaux. Le membre gauche est normal. —

L'examen anatomique, qui fut fait par le professeur Laskowski, nous fournit des détails plus précis. — La longueur totale de la jambe est de 25 centimètres, et celle du pied de 15 centimètres. Le squelette de la jambe est constitué par un seul os, qui, *par sa situation, et surtout par ses connexions avec les muscles, représente incontestablement le péroné*. Il est un peu courbé en dedans selon sa longueur, et tordu considérablement de dehors en dedans. Son extrémité supérieure, notablement renflée, semble produite par la fusion de sa tête avec le plateau du tibia absent, comme le prouvent les insertions musculaires. Elle a une forme arrondie et est recouverte d'une couche très considérable de tissu fibreux très dense, faisant partie d'une fausse énarthrose qui la réunissait au fémur. L'extrémité inférieure, également renflée, constitue la malléole externe, terminée en pointe; sa face interne est creusée d'une cavité articulaire, fortement concave, ovalaire, dont le grand diamètre a 2 centimètres et demi. Cette surface articulaire s'articule avec l'astragale, qui lui oppose une facette en forme de tête. Ses faces et ses bords tordus donnent insertion aux muscles, sauf le tiers inférieur de sa face externe qui est libre; les deux épiphyses ne sont pas soudées. Le squelette du pied ne présente rien de particulier, si ce n'est que sa position vis à vis de l'axe du péroné a modifié la forme de l'astragale, qui est renflé considérablement au dépens de sa face postéro-supérieure, sous forme de tête arrondie articulée avec le péroné. En outre, il y a une exagération du creux astragalo-calcanéen, produite par la saillie très considérable de la grande apophyse du calcanéum. — Par suite de la torsion exagérée du péroné, et surtout par la position vicieuse de l'articulation du pied, les muscles de la jambe ont subi des modifications profondes dans leurs directions et leurs insertions. Ils présentent tous, dans leurs parties charnues, une atrophie fibreuse et de la dégénérescence graisseuse. Les muscles de la jambe s'insèrent par leurs extrémités supérieures sur une masse considérable de tissu fibreux, qui entoure complètement le renflement de l'extrémité supérieure du péroné. La région antérieure des muscles de la jambe se confond, en partie, avec la couche profonde des muscles de la région postérieure, par suite de la modification du squelette.

## Polydactylie.

La polydactylie n'est point spéciale à l'Homme; elle a été observée chez un grand nombre d'animaux. Très rare pour quelques auteurs, elle est, pour d'autres, la plus fréquente des malformations de la main. La polydactylie se présente sous plusieurs formes nettement caractérisées : 1° doigts surnuméraires prolongeant la série normale ; 2° doigts surnuméraires placés hors rang ; 3° division du pouce ou d'un autre doigt. Le nombre des doigts surnuméraire est, le plus souvent, neuf fois sur dix, de un ou de deux ; dans des cas, qui deviennent d'autant plus rares que le nombre des doigts se multiplie davantage, ce nombre s'élève jusqu'à huit (Kerkring, Bartholin), dix (Saviard), douze (Rueff), treize (Voigt). Ordinairement la polydactylie est constituée par la présence sur l'un ou l'autre des bords de la main d'un doigt supplémentaire cubital ou radial. D'après la statistique de Fort, 71 cas de polydactylie se répartissent ainsi : 29 pouces supplémentaires, 10 doigts surnuméraires cubitaux, et 32 doigts intercalés dans la série ; or, en examinant ces derniers cas, on peut s'assurer qu'un grand nombre d'entre eux doivent rentrer dans la catégorie des doigts surnuméraires cubitaux.

Très souvent, il existe autant de métacarpiens que de doigts : quelquefois, un seul métacarpien répond par une tête plus grosse au squelette de deux doigts. Lorsque le doigt surnuméraire se trouve être le sixième et complètement développé, les muscles de l'éminence thénar se portent sur son squelette.

La disposition et le nombre des os du carpe, ainsi que leurs rapports avec les métacarpiens, sont extrêmement intéressants au point de vue pathogénique qui nous occupe exclusivement. Le plus souvent, les observations de polydactylie sont incomplètes et négligent ce détail. Voici deux cas, dans lesquels les rapports ont été bien observés. Sur une pièce déposée au musée Dupuytren (Armoire 73, n° 18), il existe six métacarpiens : les deux derniers s'articulent avec l'os crochu, tandis que le quatrième s'articule en partie avec l'os crochu, en partie avec le grand os. Sur une autre pièce, déposée dans la même armoire, et donnée aussi par Lassus (n° 27), on peut voir une pièce qui présente huit orteils et huit métatarsiens : les trois premiers métatarsiens s'articulent avec les trois cunéiformes et les deux derniers avec le cuboïde, le cinquième et le sixième s'articulent avec deux os interposés au troisième cunéiforme et au cuboïde ; seul, le quatrième métatarsien n'arrive pas jusqu'au tarse ; son extrémité postérieure entre en contact avec les deux métatarsiens voisins. En somme, sur cette pièce, très remarquable, on peut constater huit métatarsiens, cinq cunéiformes et un cuboïde. C'est un des plus beaux exemples que la science possède de polydactylie complète : les rayons surnuméraires se sont développés dans la plus grande partie de leur longueur. Nous ne doutons pas que les faits semblables, ou analogues, se multiplient, lorsque les observateurs ne se contenteront plus de mentionner la polydactylie, sans en donner l'anatomie exacte.

*Pathogénie.* — Dans son ouvrage sur la *Variation des Plantes et des animaux*, Darwin a parlé assez longuement des cas singuliers de sexdigitisme, dont il a relevé des exemples sur quarante-six personnes. Sa conclusion est qu'il faut « soupçonner que, même en l'absence de tout rudiment réel et visible, il existe chez tous les Mammifères, l'Homme compris, une tendance latente à la forme d'un doigt additionnel. » L'apparition d'un doigt surnuméraire pourrait être considérée comme un fait d'atavisme, ou, selon les termes mêmes de Darwin, « comme un retour vers un ancêtre prodigieusement éloigné, d'une organisation inférieure et multidigité. »

En étudiant les membres dans la série des Vertébrés, nous avons vu que le chiroptérygium (c'est-à-dire la main et le pied) des Batraciens et des Amniotes pouvait être considéré comme appartenant au type heptadactyle. La main et le pied pentadactyles ont, en effet, perdu deux doigts, dont on retrouve des débris chez les Mammifères, les Reptiles et les Batraciens. Des deux rayons disparus, l'un, le cubital ou septième doigt, est représenté dans la main de l'Homme par le pisiforme, et dans son pied par la portion distale, ou pisienne du calcanéum. Quant à l'autre rayon, il n'a point laissé de traces chez l'Homme; mais chez beaucoup de Mammifères, de Chéloniens et de Batraciens, on a observé des rudiments d'un avant-pouce (præpollex) et d'un avant-gros orteil (præhallux).

L'apparition d'un doigt surnuméraire ajouté au bord radial de la main, et celle d'un autre doigt placé sur son bord cubital, doit donc être considérée comme un retour à ce type heptadactyle disparu durant l'évolution phylogénétique. Lorsque la main ou le pied portent un nombre de doigts supérieur à sept, que les rayons digitaux surajoutés se trouvent sur le bord cubito-péronéal ou radio-tibial de la main et du pied, qu'ils soient intercalés entre les cinq doigts ou orteils de l'extrémité pentadactyle normale, nous devons, pour expliquer leur provenance, remonter au-delà de nos ancêtres Batraciens, et arriver jusqu'à la forme Ichthyoïde, où la polydactylie est la règle.

Quant à la division des segments digitaux en deux moitiés, l'une cubito-péronéale, l'autre radio-tibiale, il faut nous rappeler non seulement que les rayons des nageoires des Poissons sont divisés à leur extrémité libre, mais que chez l'embryon humain lui-même, avant l'apparition des cartilages, chaque traînée phalangienne est, non point simple, mais double (Schenk).

Nous avons déjà rapporté plus haut la théorie émise par

M. Lannelongue, et qui est sans doute applicable à un certain nombre de cas pathologiques.

La théorie atavique a toutes nos préférences. Elle a été, tout récemment, présentée sous une forme très séduisante par Albrecht ; M. Delbet, aide d'anatomie très distingué de notre Faculté, a bien voulu nous traduire les conclusions de cet auteur, que nous reproduisons ci-dessous.

*Sur la valeur morphologique des doigts et des orteils surnuméraires par* Albrecht *(XV^e congrès de chirurgiens Allemands).*

Albrecht admet deux formes d'*hyperdactylie*. l'une vraie, l'autre fausse; il les considère toutes deux comme des phénomènes d'atavisme, et il en donne la description qui suit.

*Hyperdactylie vraie.* — La vraie hyperdactylie consiste dans l'apparition, soit au bord radio-tibial, soit au bord cubito-péronéen de la main et du pied, de doigts ou d'orteils qui, dans les ancêtres de l'animal, ont eu une existence normale, mais ont disparu depuis.

Le Cheval, par exemple, n'a à chaque membre qu'un doigt, le troisième, dont l'ongle constitue le sabot; mais, en outre, il possède un rudiment métacarpo-tarsien des doigts III et IV. Originairement les Chevaux avaient trois doigts ou orteils, et même, si on remonte plus loin, quatre et cinq complètement développés. Si, chez un Cheval, on retrouve aujourd'hui l'un des doigts ou des orteils I, II, IV ou V complètement développés, cette malformation constitue une régression atavique; il s'agit donc du développement régressif de doigts ou d'orteils phylogénétiquement perdus.

Chez l'Homme, la véritable hyperdactylie n'existe pas.

Il existe bien des rudiments de doigts ou d'orteils au pied et à la main ; mais on ne les a jamais vu reprendre leur développement. Chez les Mammifères, on trouve des rudiments des doigts trapézien, scaphoïdien, pour le bord radial, des doigts unciformiens pour le bord cubital de la main ; des orteils cunéiformiens et scaphoïdiens pour le bord tibial, cuboïdien, hypo- et ortho-calcanéen pour le bord péronéen du pied.

*Fausse hyperdactylie.* — La fausse hyperdactylie ne consiste pas, comme la vraie, dans le développement régressif de doigts ou d'orteils phylogénétiquement perdus, mais dans une division atavique de doigts ou d'orteils qui normalement ne sont pas divisés.

La fausse hyperdactylie ou pseudo-hyperdactylie est une dactyloschise atavique. Cette division n'a rien de pathologique, ainsi qu'on peut s'en rendre compte en examinant le squelette d'une Raie. Chez ce Poisson, chaque doigt se divise, vers l'extrémité de la nageoire, en deux doigts secondaires.

Si l'on désigne le bord cubito-péronéen par la préfixe *épi*, et le bord radio-tibial par la préfixe *hypo*, on peut dire que chaque doigt se divise en un hypodactyle et en un épidactyle. Chaque doigt a donc la valeur morphologique d'un hypépidactyle.

Chez les Vertébrés élevés, l'hypépidactyle reste indivis. Mais cette division peut se reproduire, l'hypépidactyle revenant à ses deux parties consécutives : ainsi, se forme la pseudo-hyperdactylie qui n'est qu'une dactyloschise atavique. Ainsi, dans le cas de double pouce, le pouce, qui a la valeur morphologique d'un hypépipollex, est divisé en ses deux parties primitives l'hypo- et l'épipollex. Ce qui prouve qu'il ne s'agit pas là du développement d'un doigt disparu, c'est que l'hypo-pollex n'a pas une musculature spéciale.

En somme, tous les doigts surnuméraires observés chez l'Homme sont dus à une dactyloschise atavique. Dans la dactyloschise, il peut également y avoir hyperphalangie. L'hypo- ou l'épipollex, ou tous les deux, peuvent avoir trois phalanges. Cette coexistence de deux phénomènes ataviques sur un même organe n'a rien de surprenant. Elle explique ces cas, qui avaient conduit BOAS à penser qu'un pied droit pouvait se développer sur le bord tibial d'un pied gauche. Une telle *Catoptrodactylie* n'existe pas.

### Anomalies musculaires des membres.

Nous avons vu, en étudiant les arrêts de développement du système osseux des membres, qu'un organisme peut subir, dans son évolution ontogénique, des arrêts qui le laissent à une des phases de l'évolution phylogénique. On retrouve également, dans l'étude du système musculaire des membres, des anomalies du même genre. M. TESTUT a pu conclure, de ses belles recherches sur les anomalies musculaires chez l'Homme, « que les anomalies du système musculaire ne sont que la reproduction d'un type qui est normal dans la série zoologique ». A cet égard, nous ne faisons point de différences entre la *polydactylie*, par exemple, et les *muscles surnuméraires*. Ce sont là des *anomalies réversives* représentant des formations qui, « constantes dans diverses espèces animales, ont totalement disparu chez l'Homme sous l'influence de l'adaptation; l'atavisme, en les faisant renaître, les reproduit avec les formes les plus variables, correspondant toujours aux degrés successifs de leur disparition graduelle dans la série (MATH. DUVAL) ».

Il convient de remarquer encore que les anomalies musculaires, comme les anomalies ou arrêts portant sur un segment plus ou moins volumineux des membres, peuvent être symétriques.

Les statistiques de Wood ont permis de constater que les anomalies musculaires sont plus fréquentes aux membres que partout ailleurs, et que les membres thoraciques y sont plus particulièrement prédisposés.

Humphry (cité par Testut) a fait remarquer que les muscles les plus fréquemment atteints par l'anomalie sont en somme « ceux qui peuvent disparaître sans inconvénient ». Tels : le petit palmaire, le pyramidal de l'abdomen, le petit psoas..., qui n'existent chez l'Homme qu'à l'état de vestiges, et comme pour lui rappeler les liens qui l'unissent aux espèces inférieures.

Peut-être les anomalies vasculaires, si fréquentes dans les membres, et les anomalies nerveuses, peuvent-elles être expliquées aussi par la reproduction accidentelle de dispositions normales dans la série zoologique.

# INDEX BIBLIOGRAPHIQUE

## I. Anatomie comparée et Embryogénie.


ALBRECHT. — Homodynamies entre la main et le pied des Mammifères : Bruxelles, 1884.

— Membre pénien (Zool. Anzeig. 5 avril 1886).

BARDELEBEN — Jenaische Sitzungs. (6 février 1885).

— Zur Entwick. d. Fuss Wurzel.. Sitz. d. Jenaisch. Gesell. l. Med. u. anat.; 1886.

BAUR. — Der Corpus d. paarhufer, eine neue et c...; Morph. Iahr. Leipz., 1885.

Das Trapezium d. Cameliden; Morph. Jahr., Leipz, 1885.

CAMPANA. — Dict. Encycl. des sc. méd. (art. Membres).

COHNHEIM. Ist. der Mens. Daumen driegliedrig od. zweigliedrig? Deutsch. Rev. Breslau u. Berlin, 1884.

DARESTE. — Hypoth. s. l'orig, des droitiers et des gauchers; Bull. d. l. Soc. d'anth. de Paris, 1885.

DEBIERRE. — Journal d'anatomie et de physiologie, 1886.

DOHRN. L'origine des Vertébrés et le principe de transformation des fonctions (Revue internationale des sciences : premier semestre 1883).

GERVAIS (Henri). — Sur le dével. d. bassin ch. l. cétatés. Acad. des sciences de Paris, 1885.

GÖTTE. Beiträge z. congenit. Morphol. d. Skeletsystems d. Wirbelthiere (archiv. f. mik. Anat., XIV, 1877).

Ube. Entwick. u. Regeneration u. d. Gliedmaassenskelets d. Leipz., 1879.

GRUBER (Wenzel). — Beobach. a. d. Mensch. u. vergleiche. Anat. Berlin 1885.

HERMANN et ROBIN. De l'ossification des cornes caduques et persistantes des Ruminants : comptes-rendus 6 mars 1882. et Journ. de l'Anat. et de la physiologie : 1882.

HERMANN et TOURNEUX. Dict. encycloped. des sc. méd. (article Embryon).

HIS. Anatomie Menschlicher Embryonen (Leipzig, 1880).

HÜTER. Archives de Virchow : 1862.

JULIEN (Alexis). De l'homotypie des membres thoraciques et abdominaux (Congrès international d'anthropologie du Trocadéro : Août 1878); Revue d'anthropologie de Paul Broca : Janvier 1879.

JOHNSON. On the develop. of the Pelvic girdle and skeleton etc. J. of med. sc. 1883.

LEBOUCQ. Recherches sur la Morphologie du carpe chez les Mammifères. Archives de Biologie, Tom V, 1884.

Sur la morphologie du carpe et du tarse : Anatomischer Anzeiger, 1886.

MIVART. On the Finss of Elasmobranchi (Zoological trans., X).

RAMBAUD et RENAULT. Origine et dével. des os. Paris, 1864.

RETTERER. Développement du squelette des extrémités (Journal de l'Anatomie et de la Physiologie) :

Origine et évolution des éléments constituant le périchondre et le périoste (Soc. de Biologie, 3 janvier 1885).

— Mode de développement des cavités articulaires (Société de Biologie, 6 février 1886).

SABATIER. Comparaison des ceintures antérieure et postérieure dans la série des Vertébrés : Montpellier, 1880).

SCHENCK. Traité de l'embryologie comparée des Vertébrés : Vienne, 1874.

STRASSER. Zur Enwick d. Extremitäten Knorpel bei Salanden u. Tritonen (Morph. Jahrbuch, V, 1879).

THUCKER. Median and paired fim.vA contribution to the history of the vertebral limbs trans. of the Connecticul Acad., III 1872).

THORENS. Pied-bot varus congénital. Thèse, Paris, 1873.

VARIOT. Développement des articulations. Thèse, Paris, 1883.

VINCENT. Persistance de l'os central : Alger, 1881.

WIEDERSHEIM. Salamandrina perspèrille u. Geotriton fusc. Genov, 1876, et Dié atteste formen des carpus u. Tarsus (Morph. Jahr., 1876.

BALFOUR. Embryologie et Organogénie comparées : traduction française: Paris. 1885.

HÆCKEL. Anthropogénie : traduction française : Paris, 1877.

HUXLEY. Anatomie comparée des Vertébrés : traduction française. Paris, 1875.

KÖLLIKER. Embryologie : traduction française, Paris 1882.

SAPPEY. Anatomie descriptive : troisième édition.

## II. Tératologie.

J. Geoffroy-Saint-Hilaire. — Anomalies de l'organisation, t. I.

Articles des dictionnaires. — Bibliographie.

Dareste. — Production artificielle des monstruosités.

Dareste. — Mémoire sur les anomalies des membres et sur le rôle de l'amnios dans leur production ; Journ. d'anat. et de phys., 1882.

Dareste. — Note sur l'adhérence d'une tumeur encéphalique avec le jaune chez un casoar mort dans la coquille, Journ. d'anat. et de phys., 1883, p. 525.

Verrier. — Anomalie extraordinaire des doigts pouvant prendre rang à côté de l'ectrodactylie ; Gaz. hebd., 1883.

Dareste. — Sur le rôle physiologique du retournement des œufs pendant l'incubation ; Comp. rend. Acad. des sciences. Paris, 1885, p. 813.

Gruber W. — Plusieurs cas d'anomalies musculaires, in Arch. f. path. Anat., Berlin, 1885. — ibid. 1865 deux.

Otto. — Lehrbuch d. path. Anat. d. Mensch. u. d. Thier. ; Berlin, 1880.

Van Bambeke. — Cas d'anomalie des doigts ; Ann. d. l. soc. de méd. d. Gand, 1861.

Reeves. — Difformités et leur traitement, manuel d'orthop. prat., in-8, London.

Gegenbaur. — Remarques critiques sur la polydactylie comme retour à l'atavisme. Morph. Jahrb., B. VI, 1880.

Helmuth. — Congenital atresia of the fingers. New-York Med. Times, 1882.

Löbker. — Ein Fall v. symm. Brachydactylie ; Mitth. a. d. chir. Klin. in Greisfwald, 1882.

Lockwood. — Abnormality of bones and muscles near the Shoulder-joint ; Trans. Path. Soc. London, 1882.

Demons. — Diffor. cong. multiples. Mém. et bull. Soc. d. méd. et de chir. d. Bordeaux, 1882-83.

Morgan. — Abs. cong. du fémur; Trans. clin. soc. London. 1882.

Bar. — Amput. congén. ; Annales de Gynec., 1882.

Kuester. — Monst. congén., memb. palmés ; Berli. Klin. Wosch. 1883.

Richelot. — Amp. d'un orteil surnum, Union Med., 1883.

Henoch. — Malf. cong. des memb., Berlin Klin. Woch., 1883.

Eve. — Malf. cong. des memb., Med. Tim., 1883.

WILLETT et WALSHAM. — Malf. du squel. de l'épaule, Med. Tim., 1883.

PIXLEY. — Atrophie unil. congen., Med. News, 1883.

CERNÉ. — Bifidité du pouce ; Ass. Fran. p. l'av. d. sc., comp.-rend., 1883.

ROYER CLÉMENCE. — Comment l'homme est-il devenu droitier, Bull. soc. d'Anthro., 1883.

COLSON. — Anom. cong. des mains ; Ann. d. l. Soc. d. med. de Gand, 1883.

LANNELONGUE. — Malf. congén. ; Archives de Médecine, 1883.

RECLUS. — Aïnhum et amp. cong.; Soc. de Chirur., 1883.

WILLIAMS. — Absence congén. des fémurs ; Med. Tim., 1883.

WILLETT et WALSHAM. — Malf. du moignon de l'épaule ; Med. chir. trans., 1884.

POST. — Diff. congén. d. l. main, ectro. et synd. ; Med. News, 1884.

TAFANI — Conf. vari. e simmet. rip. d. molt. muscoli brach. nell'uomo ; Spiram. Firenze, 1884.

SHEPHERD. — Secondary astragalus ; Rep. Brit. Ass. Adr. Sc., 1884, London.

BRADLEY. — Absence of liquor amnii a cause of certains forms of cong. club-foot ; Detroit Lancet, 1884.

FOWLER. — Symm. cong. malf. of the hands; Tr. clin. Soc. Lond. 1884.

GUERMONPREZ. — Absence congénit. du radius ; Bull. et mem. Soc. d. Chir. d. Paris, 1884.

BROWN. — Polydactylie héréd. ; Weekly Med. Rev., Chicago, 1884.

MUIR. — Polydactylie héred. ; Glascow M. J., 1884.

KUZMIN. — Congen. malform. of extrem. pathol. proces. in the bones as observ. in living Child. ; Laitop. Khirurg. Obsh. v. Moscq. 1884.

BERGER. — Rapp. à la Soc. de chir., 29 octobre 1884.

HILL. — A case of extreme outward rotation of the lower extreme etc... ; Brit. Med. Journ., London, 1884.

POTT. — Ein Betrag zu d. zymme. Missbil. f. Fing., u. Zehen ; Jahrb. f. Kinderh., Leipz., 1884.

ROBIN. — Arrêt de dévelop. des memb. sup. ; Union med. et scien. d. Nord-Est, Reims, 1884.

TILBY. — Héréd. congen, malf, of. hands and feet ; Lancet, London, 1884.

TAYLOR. — Primary crural asym ; Med. Rec. New-York, 1884.

Cappi. — Cas de perob. et de microdactylie ; ann. univ. de med. et di chir., novembre 1884.

Bruyelle. — Ectrodactylie de la main gauche : Rev. mens. d. mal d. l'enf., Paris 1885, p. 228-230.

Eschenauer. — Doigt surnum.; Bull. soc. d'anthr., VIII, fasc. 2.

Guermomprez. — Plusieurs cas de malf. des extrem., Soc. de chir., 1884, et Rev. mens. de mal. de l'enf. 1885.

Stein. — Ein Fall. v. Polyd. ; Prag. med. Woch., 1885.

Baudoin. — Le pédieux de la main ; Bull. Soc. d'anthrop. de Paris, 1885.

Bouchard. — L'homme tronc ; journ. d. med. d. Bordeaux, 1885.

Hutchinson. — Anomalie de l'humérus ; Brit. M. J., 1885.

Chudzinski. — Anom. de l'humérus; anom. muscul. ; Bull. d. la Soc. d'Anthrop. d. Paris, 1885.

Richard. — Malformation congénitale du carpe et du tarse chez quatre membres d'une même famille. — Journ. d'anat. et de phys., 1886, p. 476.

Albrecht. — Valeur morphologique de l'hyperdactylie; 15e congrès chir. allem. de Berlin, 1886.

Albrecht. — Trochanter tertius; Corresp. Blat. d. deutsch. Gesell. f. Antro., München, 1884. p. 123.

Warynski et Fol. — Rech. exper. s. l. cause de quel. monstruosités, etc. Rev. zool. Suisse, no 1, 1883.

Polaillon. — Rapp. s. polydact. ; soc. de chirurg. 1885.

Reverdin. — Malf. cong. de la jambe droite; Rev. méd. d. l. Suisse Rom., Genève 1885.

Audry. — L'homme-tronc; Gaz. d. hopit., 1885.

Zachi. — Cas de procès sus-condylien de l'humérus; Rev. clin. de Bologne.

Tapie. — Polydactylie, Th. Paris, 1885.

Druillet. — Ectrodactylie, th. Paris, 1885.

Ledouble. — Anom. muscul.; Rev. d'Anthrop., Paris, 1886.

Roberts. — Malf. de l'avant-bras et de la main; Ann. surg. Saint-Louis, 1886.

Collignon. — Arrêt de dév. de l'humérus; Bull. d. l. soc. d'Anthr. de Paris, 1886.

Bacon. — Inégalité de dével. d. membres, gauchers et droitiers; Med. Rec. N. Y., 1886.

Middleton. — Cong. malf. of the hand; Med. Rec. N. Y., 1886.

Hagenbach. — Malf. cong. des doigts; Jahr. f. Kinderheil, 1879.

# TABLE DES FIGURES

—

# TABLE DES MATIÈRES

Paris. — Typ. A. PARENT, A. DAVY, succ., imp. de la Faculté de médecine, 52, rue Madame et rue Corneille, 3

Paris. — Typ. A. PARENT, A. DAVY, succ., imp. de la Faculté de médecine
52, rue Madame et rue Corneille, 3

www.ingramcontent.com/pod-product-compliance
Ingram Content Group UK Ltd.
Pitfield, Milton Keynes, MK11 3LW, UK
UKHW020955230726
13923UKWH00007B/408